ALORS VOILÀ

Baptiste Beaulieu

Alors voilà

Les 1001 vies des Urgences

fayard

Avertissement

Les consultations et anecdotes relatées dans ce récit sont authentiques : elles sont arrivées et arrivent tous les jours dans nos hôpitaux. Pour des raisons évidentes, j'ai modifié les noms (au gré de ma fantaisie), les âges (gentleman : je vieillis les hommes, je rajeunis les femmes) et les sexes (toutes les femmes enceintes et/ou accouchant au cours de ce récit sont en fait des hommes !).

Les pires gaffes que j'ai pu commettre, je les ai attribuées à mes collègues…

L'histoire, bien que racontée à la première personne, ne m'est pas personnelle, elle m'a été inspirée par le parcours de plusieurs amis, soignants ET patients, dont j'ai endossé la peau et traduit les sentiments.

Les aides-soignants, médecins, infirmiers et internes ici évoqués existent, j'ai eu la chance infinie de travailler à leurs côtés.

« Tu t'en vas dans la nuit,
épure de toi-même,
Semblable à toi sans y penser.
[...]
Tu n'as plus d'habits, tu n'as rien :
Tu n'as que ton corps, que tu es. »
                    Fernando Pessoa, « Initiation ».

« Le ciel grondait, la terre répondait.
[...]
Où cours-tu donc, Gilgamesh,
quand les Dieux ont créé l'humanité,
c'est la mort qu'ils lui ont réservée ! »
                    Anonyme, *L'Épopée de Gilgamesh*.

« Si tu invites à une fête des gens
qui ont tous le même groupe sanguin,
mais que tu ne le leur dis pas,
ils vont parler d'autre chose. »
                    Jean-Claude Van Damme

Pour A. : je te continue.
Pour mes parents, à mes côtés lors du grand hiver.
À ceux qui sont couchés et à ceux qui les relèvent.

JOUR 1

All along the watchtower,
Bob Dylan.

7 heures, dans un couloir des Urgences.

Je déteste commencer ma journée par une tentative de suicide.

Mme Didon a avalé 14 comprimés d'une boîte, 9 d'une autre, 8 d'une troisième.

Elle s'est réveillée, deux jours plus tard, assommée par les drogues. Sa sœur la giflait en appelant les secours.

Les premiers bilans biologiques confirment notre examen : elle survivra. Le foie en vrac et contre sa volonté, mais elle survivra.

Dans son box, elle pleure en fixant le mur blanc. J'ignore ce qu'elle y voit, mais son regard s'y colle avec l'insistance d'un Velcro neuf.

J'entre :

— Je me suis ratée, dit-elle en guise de salutations.

Je lui explique qu'elle a réussi, puisqu'elle est en vie.

– Vous ne comprenez pas.

– C'est vrai, je ne comprends pas, mais je peux vous raconter une histoire.

Encore crevé par la fiesta de la veille, je prends un siège et m'affale contre le brancard comme au comptoir d'un bistrot qui s'appellerait « Au café Maxence, café de la dernière chance ».

Je lui raconte l'Histoire, la Grande, la Belle, celle que je sors à chaque fois que ma route de soignant croise celle d'un prétendant au suicide.

« J'étais en stage avec un médecin généraliste. Le docteur Octopus Quichotte. Un être exécrable, vous le détesteriez. Nous recevons M. Lazare, un patient handicapé. Son fauteuil roulant est trop imposant pour franchir l'entrée, il accède au bureau par la sortie. Examen de routine, on le déshabille. Son bras gauche est collé au thorax par de la chair. Ses deux jambes sont rétractées sur les cuisses par des brides, il les replie dans une position affreuse. Son corps est un champ de bataille tordu par les cicatrices. Partout, d'anciennes brûlures au troisième degré. L'image qui me vient ? Une bougie qui a fondu. Le feu n'a rien épargné, surtout pas la mèche de la chandelle : son visage coule, sa joue droite donne l'illusion d'une larme de cire. Pourtant, son moignon de lèvres sourit immensément. Il parle de ses projets, de ses voyages récents, de sa nouvelle compagne enceinte. Elle porte leur premier enfant. Il est fébrile à l'idée d'acheter des pots de peinture bleue ou rose. Il préfèrerait un pot rose, mais un petit garçon serait aussi un miracle.

Je regarde cet homme, marqué par le feu. Je le regarde vivre, enthousiaste et gai. Je ne comprends pas. Quelque chose m'échappe. Il quitte le cabinet. Le bon docteur Octopus Quichotte se tourne vers moi :

– Devine comment il s'est fait *ça* !

Ça : litote informelle pour désigner la transfiguration du corps sain en coulée de lave.

– Il y a quatre ans, il a mis de l'essence dans l'habitacle de sa voiture et a foncé contre un mur. Il voulait mourir. »

Mme Didon m'écoute.

– Quand j'ai vu cet homme, il était heureux.

Je n'ajoute rien. Je soulève mon coude du comptoir et ne paie pas ma consommation. Je recule mon tabouret et quitte le « Café Maxence, café de la dernière chance » en plantant là une serveuse aux grands yeux tristes.

Je n'ai pas grand-chose dans la vie, mais j'ai des histoires. Je rencontre des gens couchés ou en fauteuil roulant, des existences qui interrogent mon humanité. Je ne suis pas égoïste : ces questions, je les partage avec d'autres patients. Je tricote entre elles des destinées humaines.

Un peu avant 8 heures, dans l'ascenseur.

Je saute au cinquième étage voir la patiente hospitalisée dans la chambre 7.

Je tire sur mes vêtements froissés. À l'hôpital, sous la blouse, je porte des chemises rouges de bûcheron canadien. Sur le nez, des lunettes à monture noire. Je laisse s'épanouir ma moustache très blonde et n'hésite pas à pousser ma voix dans les graves. Je fais plus papa que gamin. Cela met en confiance les patients.

Avoir l'impression d'être soigné par un vrai médecin, c'est déjà cinquante pour cent de la guérison. L'effet placebo du soignant. Étant un peu renard et doutant encore de ma technique, je « placébolise » mes patients avec mon allure de « jeune-futur-vieux-professeur » de médecine.

C'est mon plan d'attaque pour pallier mon jeune âge : des chemises de grand-père, des lunettes en plastique noir, la voix d'Uncle Ben's et ma barbe couleur de paille (une belle crinière qui me donne l'air d'un félin tombé de la Lune). Prenez un lion, enfilez-lui une veste à carreaux rouge et verte et affublez-le d'un petit cul sur des pattes de velours jouant des claquettes au milieu des couloirs. Rajoutez un peu de couperose sous les poils – ma mère est d'origine écossaise, ça a laissé des traces. Ma peau ne sait pas mentir.

D'ailleurs, mes histoires sont toutes vraies.

8 heures, en haut, devant la chambre 7.

L'aide-soignante s'approche de moi et me dit qu'elle connaît le teint gris de la patiente :

— C'est la mort qui vient et elle viendra bientôt.

Je décide qu'elle a tort.

— Tu es trop jeune, me répond-elle.

La soignante s'appelle Fabienne. Elle met des pierres autour du cou des patients. De l'aventurine pour guérir les problèmes de peau, des agates brésiliennes en cas de constipation. Elle y croit ; parfois, les patients aussi.

Fabienne me voit souvent entrer et sortir de la chambre numéro 7...

Hier, elle m'a apporté une topaze :

— Pour ton chagrin.

— Tout va bien de ce côté-là.

Elle sait combien je me suis attaché à cette patiente. Elle a frotté mon épaule énergiquement – son geste pour réconforter ceux qu'elle aime :

— Maintenant, oui. Mais la mort arrive et tu ne la verras plus.

Fabienne vient du mot *faba* : « fève » en latin. Ça lui va bien : quand on la voit, on éprouve la même joie quand, en tirant les rois, on sent la petite porcelaine dure sous la cuillère.

J'entre dans la chambre 7, Fabienne s'introduit dans celle de M. Théodoro pour lui masser le côlon.

Quinze minutes chaque matin, quinze minutes chaque soir, elle lui masse le côlon. Elle fait cela sur son temps libre. Elle embauche plus tôt et quitte le service plus tard. Personne ne le lui a demandé, mais elle le fait.

M. Théodoro a un mal de Pott (auquel le petit plaisantin a eu la judicieuse idée d'ajouter un staphylocoque multi-résistant). Il doit rester STRICTEMENT allongé pendant neuf mois, sinon sa colonne vertébrale se cassera comme un cure-dents. Cela fera CRAC, puis il ne pourra plus jamais utiliser ses jambes.

Fabienne masse son ventre dans le sens des aiguilles d'une montre, comme pour les bébés, avec douceur et patience.

Être alité aussi longtemps rend toute défécation normale presque impossible. On pourrait utiliser des laxatifs, mais non : grâce au massage prodigué par Fabienne, M. Théodoro va à la selle naturellement.

Théodoro est un mot d'origine grecque. Cela signifie « présent de dieu ». Avec un nom pareil, rencontrer Fabienne était inéluctable : elle est un cadeau offert par le Petit Dieu Des Alités à M. Théodoro.

Quand il l'a présentée à sa famille, il a lancé en riant :
– C'est elle, la femme dont je vous ai parlé. Vous savez quoi ? Je n'ai jamais AUTANT aimé une femme qui me fasse AUTANT chier !

Fabienne rosit, elle n'a pas l'habitude des compliments ! Pourtant, elle en mériterait. Au moins quinze minutes le matin et quinze minutes le soir.

Fabienne a quarante ans. Elle est aide-soignante en soins palliatifs depuis des milliers d'années. À table, lorsqu'un invité commence à critiquer le service public, j'aime bien citer le cas de Fabienne. Une bonne raison de payer des impôts.

Branchée sur 100 000 volts, elle ne perçoit que le bon côté des gens. J'y vois une forme discrète et irrésistible de courage. Elle affronte la vie, la maladie et la mort, mais toujours avec entrain. Quand elle pousse son chariot dans les couloirs, un phacochère et un suricate la suivent en chantant « *Hakuna Matata* ».
– Je t'ai déjà dit comment j'ai soigné une milliardaire ?
Oui, mais j'adore les histoires, celle-ci en particulier, alors je triche :
– Non, jamais.
– Ma milliardaire s'appelait Émilie.
Émilie vivait en institution depuis quarante-cinq ans. Elle n'était rien au regard de notre système actuel. Elle n'apportait aucune « richesse », elle ne produisait aucun bien matériel, ne contribuait pas à la croissance du Produit intérieur brut. Défaut d'oxygène à la naissance. Elle avait quarante-cinq ans, quarante-cinq ans d'une vie de « rien ».
Émilie se bavait dessus. On la changeait. Elle connaissait quelques mots. Quand on la posait devant

la télé, elle ne comprenait pas comment les gens changeaient de place si vite derrière la lucarne.

À l'époque, Fabienne avait un secret : elle était enceinte de huit semaines. Personne ne le savait. Superstitieuse, elle attendait le cap des trois mois.

Un jour, Émilie tomba dans sa douche : « Je me baisse pour la redresser. Elle s'empare de mes hanches, y colle son oreille, s'écrie avec un sourire radieux : Fabi ! Tu as un bébé dans le ventre ! »

L'aide-soignante conclut :

– Je ne sais pas ce que le mot « richesse » veut dire.

Mais, elle en est sûre, un jour elle a soigné une milliardaire.

J'écris l'histoire dans mon carnet, pour ne pas l'oublier.

Un peu avant 9 heures, en haut.

Une petite chambre. La numéro 7. La patiente y est seule. Sa famille se résume à un fils, toujours entre deux avions, deux aéroports.

Près de son lit, posé sur la table de chevet, une horloge dont on entend le mécanisme. « Je veux connaître l'heure », dit-elle. Pourtant, le cadran est tourné vers la fenêtre.

Il y a un cadre rouge avec deux photographies. Sur l'une, un adolescent en blouse blanche. Sur l'autre, la patiente tient un enfant brun, avec un collier de coquillages autour du cou, sur une plage. Deux immenses tours derrière.

C'est le même garçon, enfant puis adolescent.

Suspendue, une poche de perfusion : le serpent en plastique distille son venin. Il tourne plusieurs fois, semble se mordre la queue, puis repart se jeter dans la grosse veine violette sur son bras gauche.

Les murs de la chambre sont jaunes, contrairement à ceux des Urgences, gris comme du plomb étalé. Ici, c'est doux et doré. Tant mieux.

Quand j'entre dans sa chambre, la patiente enrage :

— La neige a entièrement fondu depuis des jours ! La vie est absurde : pendant que les routes se dégagent ici, Thomas est bloqué.

— Où est-il ?

— Je ne sais pas ! Toujours aux quatre coins du globe, dans un avion. Aux dernières nouvelles, il était à Reykjavik et partait pour New York.

Elle serre si fort les poings que la jointure des articulations blanchit. Elle a, au bout des bras, deux ceps de vigne durs.

— Il effectue un stage hospitalier en Islande. Le plus grand hôpital du pays. Service de gynécologie obstétrique. L'Islande... Quelle idée ! On accouche très bien chez nous aussi !

Elle montre le poste de télévision et en jette la télécommande sur le lit :

– Un volcan au nom imprononçable s'est réveillé. Il crache sa fumée si fort que les avions sont paralysés au sol. Ridicule.

Je la regarde pester. La bonne cinquantaine, elle a des yeux verts, très clairs, un nez en trompette, une bouche tracée franchement, aussi large qu'un écran de télévision 16/9e. On ne peut deviner la couleur de ses cheveux, elle n'en a plus. Ils étaient roux avant de tomber, je l'ai donc surnommée la « femme Oiseau-de-feu ». Elle refuse de porter un postiche.

– Combien de temps durera la suspension des vols ?

– Tant que la montagne crache, rien ne vole.

Elle est terrifiée et ne s'en cache pas. Si son fils n'est pas là... si elle ne le voit pas avant...

– Ça dure longtemps, l'éruption d'un volcan ? ajoute-t-elle.

Je ne suis pas Haroun Tazieff, mais interne en médecine. Je me prépare à une course de fond :

– couloir 1 : le volcan déchaîné ;

– couloir 2 : la Mort claquant son fouet sur les flancs de sa monture ;

– couloir 3 : l'interne qui valse avec le volcan et la Mort. Il a son souffle, son stéthoscope, ses histoires. Il n'y a pas de sultan, pas de Schéhérazade non plus : seulement la mort, un interne, une patiente qui attend son fils.

L'équation est facile à résoudre : je vais parler jusqu'à ce que les avions décollent, jusqu'à ce que son fils revienne. La patiente m'écoutera. Tant qu'elle écoute, elle est en vie.

Mon souffle tiendra la distance.

Racontons.

Le temps que le cratère s'assèche, que les chemins interdits sur terre et dans le ciel redeviennent praticables.

Racontons, racontons.

Prolongeons sa vie avec le récit de celles des autres.

La vie de ceux qui sont couchés et de ceux qui les relèvent.

10 heures, box 4, en bas.

Je suis redescendu accueillir le jeune Raphaël, quinze ans, des yeux de vache, bave aux commissures des lèvres, long filament de bile coulant jusqu'à la chaussure droite, tête branlante. Un coup à droite, un coup à gauche. La police l'a trouvé dans la rue et nous l'amène. Raphaël est en colère contre le monde entier et le monde entier s'en fout. Même ses parents : « On est au travail, qu'il décuve, on en a marre de ses conneries. »

Tout le monde connaît le slogan de cette pub contre l'alcool au volant : « Tu t'es vu quand tu as bu ? »

Croyez-moi, il n'y a rien de plus pathétiquement ridicule qu'un(e) adolescent(e) complètement rond :

– Parce que TOI, je t'aime bien, TOI ! Tu es gentil, TOI ! Pas comme Kévin et Mme Pi, la prof de maths… Je t'aime BIEN…

– C'est ça… Vomis, ça ira mieux…

On lui tapote sur l'épaule en espérant que ça aille vite.

C'est alors que Chef Pocahontas intervient.

Pourquoi ce surnom ? Parce qu'elle est sioux. Redoutablement rusée.

C'est une petite femme brune au corps dur et anguleux. Grande alpiniste, elle a toujours le teint hâlé par les sommets. Elle adore la montagne : il y a la mort et des défis à relever. À force d'y grimper, son corps a pris la dureté de la pierre. Ses coudes et ses genoux forment les arêtes d'un diamant brut. Chef est une femme qui se confronte à plus grand qu'elle. Toujours avec réflexion et intelligence, ne laissant rien au hasard, surtout pas la vie de ses patients.

Accident de voiture, infarctus, AVC, plaie par balle, coups de couteau, rien ne lui résiste. Chef Pocahontas est un petit bout de femme qui regarde la Mort droit dans les yeux, l'air de dire : « J'ai fait douze ans d'études, pétasse. »

Chef Pocahontas prend les devants : elle sait que l'adolescent(e) ivre d'aujourd'hui peut être l'accidenté(e) de la route de demain. Qu'à cela ne tienne ! Quand ils sont comme celui du box 4,

amorphes et pitoyables, elle va leur causer deux
minutes :

– Dis-moi, fiston, où est ton téléphone portable ?

– Ben... Dans... ma... poche... Burp !... Je
t'aime bien, TOI !

Chef Pocahontas attrape l'appareil et filme chaque
petit détail. Elle filme les yeux hagards, la bave, le
filament de bile, la tête qui dodeline. Puis elle remet
le mobile dans la poche de fiston.

Quand il(elle) sera dégrisé(e), son téléphone lui
dispensera une belle leçon, plus percutante que n'importe quel discours moralisateur.

De l'intérêt des smartphones en prévention secondaire.

Beaucoup de jeunes ont survécu grâce à Chef Pocahontas. Même ceux que la Mort pensait arracher plus
tard, le long d'une route, en sortant de boîte de nuit.

J'ai une manie, une question traditionnelle à
laquelle aucun de mes chefs n'échappe :

– Pourquoi as-tu fait médecine ?

L'objet de cette question étant, en substance, de
savoir pourquoi et comment l'Homme est devenu docteur.

Chef Pocahontas me vise avec ses yeux verts très
profonds et très sages.

C'était il y a longtemps, quand elle n'était pas encore
Chef Pocahontas, mais juste une adolescente boutonneuse en âge de se demander ce que Martin pensait de

son nouveau tee-shirt et de dessiner des cœurs roses sur l'agenda de sa « meilleure amie pour la vie ».

La future chef powatan, cachée derrière la poubelle, tire une taffe sur sa première clope.

Soudain, une voiture percute un camion devant elle. Le bruit, d'abord, puis le reste. Chef ne parle pas du reste. De la femme dans la voiture, de ce qu'elle a vu de cette femme dans la voiture. Les secours ont mis longtemps à venir, trop longtemps. La cigarette s'est consumée sur le sol.

Parfois, une vie entière de combats s'ancre sur une seule émotion, un instant précis où le cœur d'une adolescente est dévasté par un sentiment infini d'impuissance.

11 heures, déjeuner sur le pouce avec Léa, alias Frottis.

Aux Urgences, on mange quand on le peut : on ne sait jamais quand les patients débouleront. Comme d'habitude, ma co-interne ajoute trois carrés de sucre dans son café :

— Je bois en imaginant mon pancréas. Un jour, j'arriverai à contrôler mon taux d'insuline par la pensée.

— Ça fait quand même beaucoup de sucre !

— Pas si tu bois très vite.

Frottis a des considérations alimentaires bien à elle : je l'ai déjà vu empiler des parts de pizza les unes sur les autres et engloutir le tout en quelques secondes.

– Que fais-tu ?

– Un régime : si tu entasses les parts comme ça, en pyramide, l'estomac ne s'en rend pas compte.

Elle pense rentrer dans son maillot l'été prochain, mais je ne suis pas convaincu de sa réussite.

Je lui parle de la patiente de la chambre 7 :

– Fabienne est persuadée que c'est bientôt fini.

Je n'aime pas le mot « mort ». On ne meurt pas : on chevauche un étalon arc-en-ciel qui vous emmène faire du rodéo dans les nuages au son de *Lucy In The Sky With Diamonds*.

Vous l'ignoriez ? Si on a été sage, les Beatles sont là pour nous faire passer dans l'au-delà.

Sinon, pour les salauds, quelqu'un vous attend en chantant *Elles sont cuitas, les bananas*.

J'ajoute :

– Comme elle se sent seule ! Elle lit et regarde la télévision, mais, sans visite, les journées sont longues.

Ma co-interne sourit et me raconte :

– L'autre jour, nous avons hébergé un patient qui venait de gastro-entérologie. M. Narcisse, un homme « très occupé ».

À l'accueil du service, une jeune femme très belle se présente :

– Bonjour, je viens voir M. Narcisse.

– Bien sûr, vous êtes ?

– Son épouse.

Son épouse apporte une boîte de chocolats.

Une heure plus tard, l'épouse s'en va. À l'accueil, une autre jeune femme, tout aussi ravissante :

– Bonjour, pourriez-vous m'indiquer la chambre de M. Narcisse, s'il vous plaît ?

– Vous êtes ?

– Son amie.

– Une amie ?

– Non : SON amie.

– Ahhhhhh…

Son amie apporte, devine quoi ! des chocolats. SON amie s'en va.

À l'accueil, un jeune homme, très beau :

– Bonjour, je viens voir M. Narcisse. Je lui apporte des chocolats !

La secrétaire, qui commence à se méfier :

– Vous êtes un proche ?

– Je suis son compagnon.

Pourtant, le motif d'hospitalisation n'a rien à voir avec le surmenage !

Je risque un timide : « Peut-être une indigestion de chocolats… »

Frottis a le rire facile. Elle est ma co-interne aux Urgences depuis trois mois. Son rêve ? Faire de l'humanitaire en Afrique. Elle trouve intolérable que des enfants souffrent de malnutrition. Un seul souci : Frottis fonctionne par lubies, et celle du moment s'appelle le jeûne thérapeutique. Ce n'est pas compatible quand on veut soigner des affamés.

– Ça vient d'Allemagne. C'est très efficace.

Pourtant, elle n'est pas fâchée avec la bonne chère et les bonnes bouteilles (elle prend l'apéro de temps en temps, histoire d'être bien sûre). Son frigo est rempli de bières : je ne sais pas si c'est parce qu'elle boit trop ou pas assez.

Depuis le jour où sa grand-mère a perdu la mémoire, tous les matins devant son miroir, Frottis traque ses rides et le moindre petit cheveu blanc.

Hier, elle m'a dit :

– Je déteste les gens raisonnables, ça m'angoisse.

– Pourquoi ?

– Je suis jalouse.

Elle a surtout peur de vieillir sans avoir assez vécu.

13 heures, en bas.

Box 2 :

Frottis reçoit Melle Del Plomo, quatorze ans, douleurs abdominales.

Elle n'est pas venue seule. L'accompagnent sa mère, son père, ses cinq frères et ses deux sœurs, son oncle et deux tantes. Heureusement, seule la jeune fille est malade. Frottis fait sortir la petite troupe et examine la patiente.

Sachant que les symptômes de Melle sont : mal au ventre, nausées, sensibilité de la poitrine… à quoi pensez-vous ?

Petit indice : c'est comme une longue gastro-entérite, cela dure neuf mois et fait « ouin-ouin » quand ça sort…

Trente minutes plus tard, confirmation du diagnostic par les examens biologiques. Frottis s'inquiète : comment annoncer cette grossesse en catimini à la demoiselle, sa famille pléthorique patientant juste à côté ? Ça fera du grabuge.

Frottis baisse le ton, et murmure le diagnostic à la gamine avec une discrétion de violette.

La jeune fille se jette à son cou en hurlant : « On attendait ça depuis tellement longtemps ! »

Elle appelle sa tribu, on fait cercle autour de Frottis. Tout le monde la remercie (de quoi ?), lui fait des accolades en chantant, on lit son prénom sur la blouse : si c'est une fille, on promet d'appeler le bébé comme elle. On court acheter des gâteaux à l'épicerie du coin… Tourbillon de vie, débordement de joie autour de la future mère.

A priori, c'est une bonne nouvelle.

Frottis : « Moi-même, je me suis laissée emporter : je n'ai jamais été aussi heureuse d'apprendre qu'une gamine de quatorze ans était enceinte. »

Moi, box 4 :

Bertha Nigrédops, quatre-vingt-douze ans, des cheveux blancs, un dentier, tellement de rides qu'on pourrait s'endormir en les comptant.

Elle souffre aussi de douleurs abdominales et a été retrouvée agenouillée au pied de son lit, nue, cherchant des fraises et des grenades sous son oreiller.

En plus d'être confuse, Bertha est anxieuse : je lui tends la main, elle se dérobe déjà. Comment la mettre à l'aise ?

Je me dis souvent que le mensonge n'existe pas. Il n'y a pas plus de mensonges que d'armes de destruction massive en Irak.

Mais il y a des vérités plus ou moins appropriées dans des situations compliquées.

J'explique à Bertha par A + B pourquoi je dois lui faire un toucher rectal. Peu convaincant.

Impulsion subite : je vais mentir.

J'ai lu son dossier, j'en connais un rayon sur sa famille.

– Je ne me suis pas présenté, je m'appelle Samuel.

Dans un éclair de lucidité, elle ouvre de grands yeux :

– Comme mon petit-fils !

Devinez de quoi nous parlons, Bertha et moi ? De son petit-fils !

Les grands-mères sont intarissables sur trois sujets :

1 – la météo ;

2 – leurs petits-enfants ;

3 – la nourriture (tu viens déjeuner ? J'ai acheté 2 kg de rostbeef et 3 kg de patates, ça suffira ? – Mais

Mamie, je suis tout seul ! – Ce n'est pas grave, tu emporteras les restes, ça te fera un petit goûter).

« Vous savez, ma grand-mère aussi s'appelle Bertha, comme vous.

– C'est vrai ? »

Non. Mais on s'en fout… Je la roule sur le côté. Enfile mon gant et pose une noisette de vaseline sur mon doigt (nota : mon index a été une bien mauvaise personne dans une autre vie pour avoir d'aussi fréquentes mésaventures…).

« Samuel ! Quel joli prénom ! Elle doit être fière de vous. »

On discute, de tout et de rien, parlant évidemment de la météo et de la façon dont elle préparera les « pommes de terre frites » pour ses petits-enfants.

La vérité de ce début d'après-midi est double :
1 – Bertha s'est détendue ;
2 – Je l'ai examinée et elle n'en gardera pas un trop mauvais souvenir, sinon celui d'une rencontre avec un jeune homme qui lui aura vaguement rappelé son petit-fils.

Mon index trouve très vite pourquoi Bertha, quatre-vingt-douze ans, a du brouillard plein la tête. La radiographie de l'abdomen le confirme.

Information médicale de première importance, à lire, relire et méditer soigneusement chez soi : ne pas se rendre aux toilettes onze jours d'affilée est mauvais pour la santé. Comme un égout dont la bonde est vissée : pas d'évacuation = macération, ça suinte, les miasmes traversent la fine muqueuse du côlon. Ça vous monte, littéralement, à la tête.

Si Bertha a mal au ventre et présente des troubles de la conscience, c'est parce qu'elle est constipée ; mais la constipation de Bertha est l'équivalent d'une cuite perpétuelle.

Nous sommes à la fin de l'hiver. Pourtant, il fait 69 degrés aux Urgences – sans doute le service le plus chaud de l'hôpital. Il faut dire que le thermostat est cassé : il a été bloqué par le coup de pied d'un enfant qui refusait d'être examiné. Aujourd'hui, l'enfant a dix-sept ans et il fait 69 degrés Celsius depuis dix ans aux Urgences.

Frottis et moi devons, tout l'après-midi, pratiquer le schéma thérapeutique suivant : « lavement/massage abdominal/évacuation des selles avec le doigt ».

Bertha est sur le côté, complètement stone. Aux fraises, Bertha.

« Lavement/massage abdominal/évacuation des selles avec le doigt ».

Un coup elle. Un coup moi.

Nous évacuons 2,5 kg de selles.

Le poids d'un prématuré.

La vieille dame reprend lentement ses esprits à mesure que deux étudiants en médecine vident ses intestins. Avant de rencontrer Bertha, j'avais tendance à penser que l'Homme n'est pas grand, bon, beau, et juste. Que l'Homme se dit sculpteur ou écrivain parce qu'il sait sculpter David ou écrire *El Desdichado*. L'Homme se pousse du col, il se met sur un piédestal, mais il n'est qu'un tuyau qu'on remplit par le haut et qu'on vide par le bas.

« Lavement/massage abdominal/évacuation des selles avec le doigt ».

Un coup Frottis. Un coup moi.

Bertha a quatre-vingt-douze ans, nous en avons vingt-sept, ma co-interne et moi.

On s'occupe de notre ancêtre avec délicatesse et minutie. Ce ne sont pas des selles que nous sortons de son ventre, ce sont des lignes d'humilité qui nous inculquent :

« N'oublie pas que tu n'es qu'un tuyau. »

Et pourtant... une certitude me frappe : dans toutes nos études, il n'y a rien eu de plus BEAU que ce que nous faisons cet après-midi-là, ma co-interne et moi.

Vous vous dites : mais qu'est-ce qu'il raconte ? Qu'y a-t-il de beau à vider le côlon d'une grand-mère de quatre-vingt-douze ans ?

Vous ne verrez jamais deux jeunes tubes prendre soin d'un vieux tube comme nous prenons soin de Bertha ce jour-là.

Il doit y avoir quelque chose de grand, beau et bon entre ces trois boyaux qui s'entraident aux Urgences surchauffées d'un minuscule hôpital, perdu quelque part sur cette petite planète, elle-même abandonnée dans l'immensité du vide.

`Un peu avant 17 heures, dans ma tête.`

Qu'est-ce qu'être interne à l'hôpital ? C'est briser plusieurs années de tabous. Les selles, les urines, la sexualité, la perte des interdits fondamentaux. Personne ne nous prépare à cela, personne ne nous prévient que, au contact de nos frères ici-bas, il y a ce fait essentiel qui est de toucher le corps, le regarder nu, sans fard, dans la vieillesse et dans la maladie.

L'interne est jeune. C'est un homme ou une femme. Il/elle va à l'hôpital.

Là-bas, il/elle voit.

L'homme voit des sexes de femmes. La femme voit des sexes d'hommes.

Vous savez quoi ?

On met des tubes et des doigts dedans.

Bertha entre les mains, je repense à la discussion de la veille avec Chef Pocahontas. Alors qu'elle était étudiante, elle a fait un toucher rectal à une patiente de quatre-vingt-quatre ans.

Appelons-la Gloria, Nova étant déjà pris par une autre Mamie qui fabrique des yoghourts.

Gloria, donc... De longs cheveux blancs, très digne, coquette.

Et gênée...

Si gênée que, lors de l'examen, elle sanglotait d'humiliation à l'idée qu'une femme inconnue, de l'âge de sa petite-fille, mette un doigt dans son derrière.

Cette histoire m'avait turlupiné. Une vieille dame qui pleure de honte…

Désormais, grâce à Bertha, je saurai mettre à l'aise mes patients, même quand je toucherai à leur intimité la plus profonde…

Il suffira d'expliquer aux plus gênés, les yeux dans les yeux, quelques vérités essentielles :

– Nous n'apprécions pas vraiment de nous attaquer à cette partie-là de votre anatomie. Nécessité fait loi : on le fait car on recherche un saignement, une fissure, une tumeur, une infection de prostate, etc. Il n'y a pas d'acte gratuit dans la vie : cette affirmation vaut tout particulièrement pour le toucher rectal.

– Attention ! GROSSE RÉVÉLATION : le médecin qui vous fait le toucher rectal a lui aussi un anus ! Et il va lui aussi aux toilettes tous les jours. Évidemment, vous ne le saviez pas ! On ne voit jamais Dr House aller faire caca ou le Docteur Meredith Grey s'exclamer au Docteur Mamour : « Chéri, attends-moi là, je vais démouler un cake. »

– L'anus, ce n'est pas sale. Ou si, pardonnez-moi, c'est sale. C'est plein de bactéries. Mais c'est Humain. Et l'Humain, finalement, c'est grand et c'est beau, l'Humain, c'est celui qui peint la chapelle Sixtine, pose un sourire sur le visage de Mona Lisa ou construit le Taj-Mahal par amour. L'Humain, c'est celui qui écrit *La République*, la *Neuvième Symphonie*, ou celui qui synthétise la pénicilline et le vaccin anti-rabique.

J'aime à croire que si, à l'époque, la jeune Chef Pocahontas avait dit cela à Gloria, elle n'aurait pas éclaté en sanglots lors de l'examen. Peut-être même aurait-elle bombé son torse d'Être humain magnifique en s'exclamant :

— Vas-y mémère, je suis Gloria la Glorieuse, je n'ai pas honte : mon anus a peint *La Joconde* !

17 heures, en bas, box 5.

J'entends l'infirmière crier mon prénom. Elle s'appelle Brigitte, cela veut dire « force » en celtique. C'est important, les noms, les mots. Le sien lui va comme un gant.

Elle me présente une jeune femme au visage sympathique :

— Voilà ! Mme Troptard consulte pour une douleur mammaire.

Je suis jeune, je suis enthousiaste, je suis un peu con aussi :

— Vous faites votre auto-palpation ?

— Non.

— Pourquoi ?

— J'ai peur de trouver quelque chose.

Tout est dit : Mme Troptard ne cherche pas, donc elle ne trouvera pas. Pourtant, quand nous posons la radiographie du thorax sur le négatoscope, il est trop tard pour Mme Troptard. Il y a des ganglions partout et ce n'est pas une angine...

Ça m'a tracassé... BEAUCOUP ! Je me suis dit : si tu as dédramatisé le toucher rectal grâce à la vieille Bertha, la palpation mammaire sera du gâteau !

Finalement, cela s'est révélé plus difficile que prévu. Procédons par étapes :

– Comment se palper la poitrine ?

Les doigts sur le sternum, quadrant par quadrant, on avance peu à peu sur la glande mammaire dans le sens des aiguilles d'une montre. À droite, puis à gauche.

– Comment saurais-je si quelque chose n'est pas normal ?

Si c'est dur, rond et surtout, surtout, SURTOUT si le gynécologue que vous vous empresserez de consulter vous le dit. Il a fait des études.

– Pourquoi se palper les seins ?

1 – Parce qu'une femme, nue sous la douche, qui se savonne, et se palpe la poitrine, c'est Bien. C'est Bon. C'est Beau. C'est une prescription médicale contre la morosité ambiante. Et c'est Sexy.

2 – Parce que tant qu'on ne se réveille pas un matin avec un Post-it marqué « CANCER » en rouge sur le téton, l'auto-palpation reste le moyen le plus facile/économique/rapide/efficace pour une femme d'éviter de chevaucher le poney multicolore trop tôt.

3 – Parce que des milliers d'hommes tueraient pour être à votre place.

4 – Reprenons la phrase de ma patiente : « J'ai peur de trouver quelque chose. »

L'enfant caché sous ses draps à cause des monstres aussi. Mais, si le monstre est déjà dans la chambre, rester caché sous le drap ne vous en protégera pas. Vous savez quoi, les filles ? Jetez le drap : mettez-vous debout sur le lit, filez un coup de pied dans les couilles du monstre ! Chaque auto-palpation vaut un coup de pied bien placé.

La patiente, Mme Troptard, insiste : elle veut savoir ce qui cloche à la radio.

– Vous avez des adénopathies médiastinales et des nodules pulmonaires bilatéraux, des sortes de ganglions. Il faut les explorer et comprendre de quoi il s'agit exactement.

– C'est grave ?

– Peut-être…

Le regard de madame, soupirail ouvert sur la tombe, ne laisse planer aucun doute. Elle a compris. Ses yeux ? Ceux d'un être humain confronté à sa propre finalité. Elle va mourir.

Palpez-vous les seins. On déteste quand les femmes meurent à quarante-cinq ans.

Je vous donne un autre exemple : la patiente de la chambre 7, au cinquième étage. Encore elle. J'étais là, le jour de l'annonce. Avant d'afficher un teint gris, des yeux caves et une allure cachectique, c'était quelque chose, cette femme ! Toute en rouge à lèvres et coquetterie. Nous sommes dans le bureau du spécialiste. Il lâche le nom de sa maladie. Elle sourit en serrant les dents, en serrant son sac à main, en serrant ce qu'elle peut serrer et qui ne lui échappe pas encore.

On lui parle cures, traitements, etc. Elle accepte sans broncher, élégante et digne :

— Je me battrai, j'ai connu pire dans ma vie.

Elle est convaincante : même moi, je la crois.

— Mon fils Thomas est étudiant en médecine, a-t-elle dit. En quatrième année. Il est major de sa promotion.

Cela ne la sauvera pas, mais si ça l'aide de le penser...

Quand le médecin termine l'inventaire des festivités — et elle sourit toujours —, il lui tend l'ordonnance, LA fameuse ordonnance.

— Qu'est-ce que c'est ?

Le chef, l'air évident :

— L'ordonnance pour la perruque. Vous verrez, ils font ça très bien.

Perruque. Le mot est lâché.

Elle desserre son sac et desserre les mâchoires, son masque se brise et elle pleure pour la première fois. Elle est encore jeune, pourtant elle pleure discrètement, comme font les vieilles personnes : par petits morceaux.

Je lève les yeux : ses cheveux sont magnifiques. Pas un fil blanc dans le tissu rouge de sa chevelure.

Juste un chignon tendu, le même chignon qu'elle fait depuis des années.

Maintenant, quand la femme-oiseau-de-feu enfile sa chemise d'hôpital, on croirait voir hisser la grand-voile sur un mât tout en os. Mon problème avec les bateaux ? Ils sont faits pour prendre le large.

18 heures, en bas, box 3.

Je me présente à la jeune novice Marie-Vitriol. Elle ne parle pas, elle chuchote. On la sent convaincue que Dieu est partout, qu'il écoute partout. Manifestement, elle a un peu peur de ce qu'Il pourrait entendre. Oui, Dieu se trouve même dans le box 3 d'un petit hôpital.

Son débit de paroles est lent, sa langue lourde… J'ai envie de dormir.

– Je demeurais… en prière… quand… j'ai… ressenti… une… présence… et là… BAM !

Jamais entendu quelqu'un dire BAM avec aussi peu de conviction. Elle prononce BAM comme un confesseur articulerait tout honteux : « Cornegidouille mes aïeux ».

Moi :

– Oui, BAM ? Et ?

– J'ai senti une constipation subite.

– Pardon ?

– J'avais des frémissements dans la poitrine et mon intestin s'est bloqué. BAM…

– Constipation aiguë ?

– Oui, c'est cela, constipation aiguë. BAM ! Comme si Dieu s'était imposé à moi.

– Par le transit intestinal ?

– Oui. Et par des picotements à travers tout mon corps.

Confirmant mon pressentiment, elle ajoute en chuchotant :

– Dieu est partout.

Cette nuit, plutôt que d'aller régler son compte au conflit israélo-palestinien, notre Seigneur a préféré torturer le côlon d'une jeune novice. Les voies du seigneur sont impénétrables.

Je suis toujours très démuni face aux manifestations divines : ça m'ennuierait de contrarier le Grand Patron en sauvant la jeune dame d'un châtiment aussi terrible qu'une constipation aiguë. Ce que Dieu fait, un petit interne en médecine ne saurait le défaire. Comme je suis très lâche, j'appelle l'infirmière spécialisée en psychiatrie : en cas de problème, elle s'arrangera avec Dieu directement. Elle en a deux dans son service qui prétendent être Jésus de Nazareth.

J'ouvre la porte du box 3, quitte le box 3, referme la porte du box 3, attrape la poignée du box 6, pousse, entre, referme la porte du box 6. Les Urgences, parfois, ont des allures de vaudeville. Il manque le placard et l'amant caché dedans. Certains jours, l'opérette cède la place à la tragédie antique. L'hôpital est un théâtre : on y chante ce que nous sommes, ce qui nous détermine ou nous émeut. En bien, en mal, ce lieu est un athanor alchimique où se distille lentement l'humanité malade de la vie.

Je m'y promène, je chante ce que je vois : un creuset où des gens souffrent, rient, se transforment. D'autres, penchés sur tout ça, qui se débattent tant bien que mal.

Il y a l'amour, la colère, le rire, la peur, l'espérance. Des humains sont au milieu. Avec des histoires à raconter : la Vie.

Chante, ô muse, l'histoire des hommes, de l'humain couché et de celui qui est debout ! Chante celle de Mme Coupe, soixante-sept ans, box 6, venue aux Urgences à cause d'une irritation mal placée...

— À quand remonte votre dernier rapport sexuel ?

Elle rit, je rougis. Un truc m'échappe, mais quoi ?

— À toutes les nuits depuis presque quarante ans.

Comme je n'ai pas l'air de comprendre, elle m'aide un peu :

— Mon dernier client est parti tout à l'heure, à 14 heures.

Petit garçon, je lance cette phrase vraiment stupide :

— Vous êtes un peu prostituée ?

Comme si on pouvait être « un peu » boucher-charcutier ou « un peu » chauffagiste.

– Ah non, non, pas un peu, carrément pute !

Le mystère féminin : elle est magnifique en disant ça, pas une once de vulgarité. Fanny Ardant, fume-cigarette et rouge à lèvres, ne saurait être plus élégante. Elle prononce « pute » comme elle chanterait l'*Ave Maria* ou réciterait « Demain dès l'aube » en italien.

Je suis écarlate, elle triomphe :

– C'est à cause de l'âge, on n'imagine pas. Pourtant, comme dit ma copine Claudia qui est plus vieille que moi : « Si pute est le plus vieux métier du monde, tu imagines vieille pute ? »

J'ai bien envie de la prendre dans mes bras, là, maintenant, mais à cause du monde où l'on vit, ce serait bizarre et équivoque. Je lui donne son ordonnance en lui prodiguant des conseils sur les Infections sexuellement transmissibles.

Moi, vingt-sept ans, je fais la leçon sur les IST à une femme de soixante-sept ans qui en connaît plus long sur le sujet qu'un colloque de vénérologues sous métamphétamines. Puis elle file telle une reine. Ou comme Fanny Ardant, fume-cigarette en main et rouge à lèvres carmin.

Oui, vraiment, presque comme elle.

Un peu avant 19 heures, box 2.

M. Holmes vient aux urgences parce qu'il a mal au coude quand il fait *ça*.

Ça : je prends mon bras droit et je le balance vio-lemment dans tous les sens.

– Quand vous ne faites pas « ça », vous n'avez pas mal ?

– Non.

– Pourquoi le faire alors ?

– Je provoque la douleur en le remuant. Je le sais et, du coup, ça me titille d'essayer.

La logique est imparable : il agite son bras comme on agace un aphte du bout de la langue.

– Pour quelle raison n'avez-vous pas consulté votre médecin traitant ?

– Je ne veux pas le déranger si ce n'est pas grave.

Oui, parce que moi, Sherlock, tu peux venir agi-ter ton bras sous mon nez et bouffer de mon temps de vie sans problème.

Encore une logique imparable.

Je le regarde droit dans les yeux, d'un air déses-péré :

– Je peux vous le dire avec certitude : vous n'avez rien !

Soupir de soulagement :

– Vous voyez ! J'ai bien fait de ne pas me rendre chez mon médecin traitant, je l'aurais dérangé pour rien.

Ce que j'aimerais être le James Moriarty de ce M. Holmes !

Une image : des chutes d'eau.

Un mot : violence.

J'aurais des milliers de choses à lui dire, mais je suis fatigué. Je me contente d'un « au revoir, monsieur ».

19 heures, en bas, box 4.

Avec ce métier, on prend un ascenseur émotionnel environ 40 000 fois par jour. Épuisant. Quand j'entre dans le box 4 avec des envies de meurtres sauvages et de rites sacrificiels, je tombe sur deux adorables inséparables. Papi Rama et Mamie Sita.

Il a chuté en enfilant ses chaussons. Brigitte me les amène en leur expliquant :

— C'est l'interne, il s'occupera bien de vous, mais, en échange, il faut lui raconter votre histoire. Elle est belle et il adore les belles histoires.

Mamie :

— Eh bien, il mettait ses pantoufles, mais elles étaient trop grandes, alors il a glissé !

— Non ! s'exclame Brigitte. Pas cette histoire. L'autre, l'ancienne, celle de votre rencontre !

— Ah ! On s'est vus la première fois à Noël, j'avais vingt-trois ans. On s'est retrouvés à la soirée du Nouvel An. Il m'a demandée en mariage, j'ai dit oui. Nous n'avions pas bu. Mais nous avions beaucoup dansé… C'était il y a soixante-quatre ans.

Elle le couve du regard comme s'il en avait vingt, prêt à l'inviter à danser de nouveau.

Je ris, je dis :

– Vous regrettez ?

Sourire :

– Il est trop tard pour ça...

Puis :

– Ils ont cancané quand on s'est mariés. Ils disaient qu'il m'épousait parce que j'étais en cloque. C'était faux, d'ailleurs j'ai accouché seulement deux ans plus tard. Je vous assure !

Comme si moi, du haut de mes vingt-sept ans et de ma vie débridée, j'allais lui reprocher quoi que ce soit.

Pendant mon examen, Papi est calme. Il fixe le vide et se tait.

– Il m'a fait un beau garçon, oui, un beau gars. Il est mort à l'âge de quarante-trois ans... C'est la vie... Il dormait et PAF ! Plus rien. Quelque chose dans la tête, ça a pété. Heureusement, j'ai une petite-fille...

Elle parle longtemps, il se tait longtemps, j'écoute longtemps.

– ... je suis bien contente, parce que la semaine prochaine on a rendez-vous avec le neurologue. Il fera quelque chose pour lui.

Elle le désigne et chuchote :

– Il a LE Alzheimer... La neurologue, elle saura me le réveiller, mon vieux danseur, hein ?

Elle l'embrasse, je suture la plaie de son crâne avec des agrafes.

Je lis sur le dossier :

« Début de démence sénile ».

C'est écrit noir sur blanc.

Il n'existe aucun traitement valable contre « LE Alzheimer ».

– Elle me le réveillera, la neurologue, hein ?

Je regarde mes chaussures de danseur italien.

Je pense en silence.

Non, madame.

Il continuera à se taire, vous continuerez à parler et à espérer que votre vieux cavalier se réveille.

Longtemps.

Elle me demande mon avis.

Je ne réponds pas.

Mais je prie le Petit Dieu Des Vieux Amoureux : un jour, Mamie, il se réveillera et t'emmènera danser.

Il le fera.

Longtemps.

Un peu avant 20 heures, dans l'ascenseur.

La femme-oiseau-de-feu et moi ? Notre deuxième rencontre eut lieu au début de son traitement.

Je m'en souviens comme si c'était hier : dans le couloir, elle lève les yeux vers moi, je baisse les miens. Petite illumination. Il n'y a pas de hasard. Elle a quelque chose que je recherche, mon visage lui rappelle quelqu'un. Notre vie d'hommes serait-elle plus aisée si, à la naissance, la trace blanche des pas où nous devons mettre les pieds apparaissait, s'étalait depuis la maternité, courait à travers la Terre et dessinait sur le plat du monde tous nos allers et retours, tous nos chemins futurs jusqu'à l'endroit fatal où notre vie s'achèverait ? Je ne sais pas si notre vie serait facilitée, mais les traces blanches des petits pieds de la femme-oiseau-de-feu et des miens se tournent autour à partir de ce moment précis où le médecin ouvre la porte de son bureau pour la faire entrer.

Ce qui commença avec un vertige minuscule s'est transformé en parole. Beaucoup de paroles. J'avais des choses à raconter, elle voulait tout entendre.

20 heures en haut, chambre 7.

– … et elle bombera fièrement le torse en me disant : « Vas-y, pépère, mon anus a peint *La Joconde* ! »

La femme-oiseau-de-feu explose de rire. J'enchaîne immédiatement avec une autre histoire très drôle. Je ne laisse aucun répit à ses zygomatiques. Quand elle rit, j'ai l'impression de voir des bonus de vie au-dessus de sa tête. Cela dessine comme des petits vases en forme de cœurs rouges qui se remplissent de sang.

Elle se redresse, puis me demande de bien écouter sa blague :

– C'est un homme qui arrive devant Dieu et lui demande : « Dieu, c'est quoi pour toi, l'éternité ? – Pfff ! L'éternité, pour moi, c'est à peine une minute. – Dieu, c'est quoi pour toi, un milliard d'euros ? – Pfff ! Pour moi, c'est à peine un euro. – Dismoi, Dieu, t'as pas un euro ? – Dieu : Attends une minute. »

Je lui demande, en espérant très fort qu'elle ne me retourne pas la question :

– Croyez-vous en Dieu ?

– Non, il n'existe pas, puisque Thomas n'est pas avec moi.

La femme-oiseau-de-feu a raison : pour une mère, cet argument est irréfutable.

– Parle-moi plutôt de Blanche !

– L'interne du cinquième étage ? Celle qui s'occupe de vous ?

– Oui. Elle va et elle vient, gère les soins, elle sait tout de moi, je ne sais rien d'elle.

Spontanément, je dis :

– Ce que j'adore chez Blanche, ce sont ses contradictions. Elle dit qu'elle est douce, mais elle a frappé au visage un homme qui lui avait lancé : « Quand on voit comment tu bouges, tu dois donner au lit. »

Il a récolté une claque retentissante. Élégante, mais tatillonne. Le genre de maîtresse femme à côté de laquelle Dita Von Teese peut aller se rhabiller.

– Depuis quand es-tu amoureux d'elle ?

Je manque de m'étouffer :

– Qu'est-ce que vous racontez ! Blanche et moi ? Jamais !

Elle sourit, l'air sûre d'elle.

– Quand j'étais jeune, je voulais faire l'amour avec des millions de garçons différents. Puis j'ai rencontré le père de Thomas. J'avais envie de faire l'amour seulement avec lui, mais de le faire des millions de fois. Il y a des gens, tu comprends très vite que c'est autre chose qu'une simple affaire de fluides corporels.

– Blanche et moi, c'est arrivé quelques fois. Cela ne recommencera pas. On est trop différents, elle est... Blanche... C'est... Bref, c'est comme ça.

– Je n'en saurai pas plus ?

Je hausse les épaules, fais signe que non. Blanche est le chevalier blanc du cinquième étage, celle à qui, selon ses propres mots, « il n'arrive jamais rien ». Interne en soins palliatifs... Il en faut bien un. Elle s'occupe des mourants (j'allais écrire des cancéreux, mais je me suis ravisé : il y a des milliers de façons d'être un mourant. Au moins autant que de façons de bien vivre et de profiter de l'existence). Son premier grand amour l'a abandonnée au pied de l'autel. Elle en a conclu que l'amour a un goût amer et une odeur de cierge froid. Elle affiche dans l'œil gauche de la suffisance, dans l'œil droit du mépris.

En réalité, elle aime les gens et pleure quand elle aperçoit un chat écrasé sur la route. Mais c'est son secret et cela ne regarde personne. Quand je lui demande pourquoi elle fait médecine, elle dit que son père voulait la voir intégrer une école de commerce quand elle a raconté à sa grand-mère mourante son désir de soigner, d'être docteur.

Elle l'adorait, mais elle est morte quand même. Cela arrive souvent.

Quand ils marchèrent derrière le cercueil, sur la lettre dictée par la vieille femme avant de mourir s'écrivait son destin : « Blanche va faire médecine, pas autre chose. Et quand elle sera médecin, moi je serai fière d'elle là-haut. »

— Son père n'a plus jamais évoqué les classes préparatoires. Quand elle prêtera le serment d'Hippocrate, c'est à sa grand-mère qu'elle pensera très fort.

La patiente me sort de ma rêverie :

— Et les autres internes ?

— Ils sont quatre : Frottis, Amélie, Poussin et Anabelle. Frottis est aux Urgences, avec moi. Anabelle est en gastro-entérologie, mais cette semaine elle enchaîne les gardes de nuit aux urgences. Amélie est en consultation externe. Elle fait de la médecine générale au sein de l'hôpital. On l'a surnommée la « Parfaite », car elle ne fait jamais d'erreurs. Elle sera aussi douée que Chef Pocahontas. Poussin est l'interne de chirurgie. Je vous en parlerai demain. Il se fait tard.

— Je pense que tu devrais me tutoyer. Tu étais là le jour où on m'a annoncé la maladie. Cela te donne certaines prérogatives.

– Comme le tutoiement ?

– Un être humain disant à un autre être humain que sa fin est proche : rien n'est plus intime. Tu étais là, tu as vu mes yeux. Je pleurais. Tu m'as vue toute nue dans mon humanité. Donc, tu me tutoies.

– Oui, madame.

Elle rit.

– Tes parents, tu les tutoies ?

– Oui.

– Mais tu les respectes ?

– Oui.

– Donc, tu me tutoies, mais tu me respectes.

– Oui, madame.

Un peu avant 21 heures, en haut :

Il se fait tard : Fabienne emporte le plateau-repas de la patiente. Elle n'a touché à rien. À peine a-t-elle bu un peu d'eau.

– Une question me tarabuste depuis des années, me dit la patiente. Pourquoi attendons-nous aussi long-temps aux Urgences ? Y a-t-il un secret ? Une sorte de mystérieux triangle des Bermudes qui naîtrait dans les salles d'attente et dilaterait les minutes en heures ?

Elle rit. Je pense au patient de ce soir et à son « coude douloureux quand je l'agite dans tous les sens ». Des consultations comme celle-là, j'en ai plein dans les poches de ma blouse.

– M. Argan, vingt-huit ans. À 3 heures, il a décidé d'aller aux Urgences. Ça lui a pris comme une envie de pisser :

– Ça fait trois mois que j'ai le teint terne. Cette semaine, il est tout gris. Alors je me suis dit « Jojo, fais quelque chose ! » Faites-moi un scanner avec de l'IRM, histoire d'éliminer un cancer, des métastases ou quelque chose de plus grave.

(Sachez-le : il n'y a pas grand-chose de plus grave que les métastases et on ne fait pas de « scanner avec de l'IRM » à 3 heures du matin...)

Moi, très second degré :

– Un cancer ? De quoi ? Du teint de la peau ?

M. Argan, très inquiet, sort cette phrase mémorable qui vexera tous les trentenaires (à qui je déconseille d'avancer plus loin) :

– Regardez-moi ! Quelque chose cloche ! J'ai vingt-huit ans, mais on m'en donnerait trente et un !

Pensant qu'il plaisante, car entre vingt-huit et trente et un il n'y a pas vraiment de quoi caser la Russie, je surenchéris :

– Et pourquoi pas trente-deux tant qu'on y est ?

Et M. Argan, touchant son visage, de paniquer :

– QUOI ! J'AI L'AIR D'AVOIR TRENTE-DEUX ANS ?!?!?

La patiente s'esclaffe.

– Voulez-vous savoir pourquoi vous attendez si longtemps aux Urgences ? Les salles d'attente sont pleines de M. Argan. Mais savez-vous le deuxième secret des médecins aux Urgences ? Nous sommes là AUSSI pour rassurer les M. Argan.

21 heures, en haut, sur le départ.

— M'écoutez-vous ?
— Pas si tu me vouvoies.

Je tique, je n'y arriverai pas. La femme-oiseau-de-feu fait signe que ce n'est pas grave :

— Ça viendra plus tard !
— L'autre jour, aux Urgences, il y avait une dame, Henrietta, quatre-vingt-treize ans. Elle est vieille et démente, elle ne se rend plus compte de rien et confond tout. Elle attend dans le couloir des urgences. Une place doit se libérer dans les étages. Vous savez, l'hôpital est un perpétuel jeu de chaises musicales. Henrietta est amoureuse de moi : à chacun de mes passages j'ai droit à un tonitruant « Salope ! » Grand privilège : les autres internes passent, elle ne pipe pas un mot. Mais j'ai droit à mon « Salooooope ! Salooooope ! » Tu parles d'une délicate attention ! Au bout de la dixième fois, je me tourne vers l'équipe, j'adopte un air de caribou pris dans les phares d'un 4x4 en plein hiver canadien, et je lance : « Mais comment a-t-elle deviné ce que j'ai fait cette nuit ? » Ils éclatent de rire. J'ajoute : « Non, vraiment, elle ne sait pas, sinon elle dirait bien pire. » Et là, sans mentir, nouveau couplet venant du couloir : « Sale

chienne ». Moi, à l'équipe : « Bon ! Je crois qu'elle a deviné. »

La patiente sourit, un peu de rose colore ses joues d'ordinaire exsangues.

– J'adore les mamies amoureuses de moi…

Je range ma chaise dans un coin.

– Promets-moi de t'amuser, dit-elle sans transition, promets-le-moi.

Je promets. On ne refuse rien à un mourant.

21 heures, sur la pente
qui conduit à l'internat.

La nuit est tombée depuis longtemps. Glacé jusqu'aux os, je resserre les pans de mon manteau, une peau de bête achetée dans une friperie de Rome. Un lion n'est rien sans sa fourrure. La mienne ressemble à la carcasse du monstre de Némée. Je suis un félin fantastiquement frileux.

Je me retourne et contemple l'hôpital où, derrière certaines fenêtres, des lumières s'éteignent et d'autres s'allument. La structure de l'édifice sort de l'ordinaire : il ressemble à un arbre immense, un frêne en béton à la structure vaguement humanoïde. L'architecte avait tout prévu en dressant la verticale de son plan :

– Premier étage : l'orthopédie et la rééducation fonctionnelle. Un corps bien charpenté qui tient sur ses bases.

– Deuxième étage : la chirurgie digestive et la gastro-entérologie. Un corps bien nourri, avec un ÉNORME ventre.

– Troisième étage : la cardiologie et la pneumologie. Un cœur bat, des poumons se gonflent. Tout s'oxygène.

– Quatrième étage : neurologie et gériatrie. La pensée se fait, puis se défait. Le quatrième étage ? Tous les souvenirs de la ville y sont hospitalisés un jour ou l'autre.

Finalisant cette ossature étonnante, on a :

– Dans les racines du sous-sol, la maternité et les Urgences. On y entretient une flamme à chaque instant, celle de la lutte pour la Vie.

– En haut, sur les plus hautes branches, au cinquième et dernier étage, la cancérologie et les soins palliatifs. La sève n'arrive plus et des feuilles sèches sont jetées vers le ciel obscur. La lutte est finie.

Selon moi, il y a un sens à cette verticalité. Il y a ce qui est souterrain, qui lutte et se débat. Il y a ce qui est élevé, qu'on apaise puis qui se tait, là où les feux s'éteignent.

Il y a le bruit et la fureur. Les poings serrés. Le combat.

Et il y a le grand abandon et la paix. Les bras grands ouverts.

Il y a moi.

En bas.

Il y a la patiente de la chambre 7.

En haut.

JOUR 2

Back to you,
Revolver.

Un peu avant 8 heures,
en chemin vers l'hôpital.

Je colle mes écouteurs sur les oreilles. Nouveau couplet de Neil Young, nouveau déhanché. *After the Gold Rush* est la plus belle chanson du monde (après toutes les autres, je n'arriverai jamais à faire un choix…).

Ce matin, un interne frigorifié danse des claquettes en arrivant devant le bâtiment.

(Note importante : vérifier si je suis seul à l'entrée quand je fais le *moonwalk*. La femme de ménage ne me regardera plus comme avant…)

8 heures, accueil de l'hôpital.

Si l'horloge est à l'heure, alors je suis en retard. C'est le moment d'enfiler mon costume blanc de super-héros.

Le bleu royal était déjà pris par Superman et le noir de Batman était incompatible : allez dire aux malades « on va vous guérir » habillé en croque-mort...

Aux Urgences, avant les vestiaires pour hommes, on passe devant les vestiaires pour femmes. Précédant les effluves de transpiration, de déodorant musqué bon marché et de vieilles chaussures froides, il y a ceux du monoï et du rouge à lèvres. Le monde sera toujours divisé en deux : celles qui prennent des douches et ceux qui se tartinent de parfum...

L'odeur du cinquième étage colle à ma blouse. Je la nettoierais cent fois qu'elle garderait encore la trace de mes allers et retours incessants.

Là-haut, la femme-oiseau-de-feu s'accroche et ne lâche rien :

– Pas de morphine. Je serai là jusqu'au bout, sans avoir l'esprit embrouillé.

L'équipe et moi passons chaque jour pour lui faire entendre raison. Parce qu'elle souffre et qu'on espère la soulager, croit-on.

Elle nous observe avec indulgence, elle sait la vérité : l'équipe soignante et moi, on voudrait tous qu'elle accepte pour nous tranquilliser, parce que la mort, c'est douloureux et effrayant : nous avons beau la côtoyer tous les jours, elle fait tous les jours aussi peur. Chaque soignant remet une couche lors de son passage :

– Pas d'antalgiques ? Êtes-vous certaine ?

Ou :
– On ne vous laissera pas dans cet état !

Hier, c'en était trop, la femme-oiseau-de-feu a
haussé le ton et, avec l'air d'une mère qui dispense-
rait une leçon à son fils, elle a tapoté ma joue :
– Vous vous inquiétez tous pour rien : mon état
ne signifie pas que je vais mourir, mais que je suis
arrivée à la fin de ma vie.

Voilà : pas sa mort, non, mais la fin de sa vie.
Tout simplement. Pour elle, la différence est abys-
sale. Elle est sereine dans sa douleur et dans la fin de
sa vie. Réfléchit-on jamais assez au sens de certains
mots ? Ils sont cuisants comme une brûlure de cigarette, mais ils font sens.

Avant 9 heures, en bas,
agitation autour d'un brancard.

Les tronçonneuses sont utiles pour jardiner. Aux
Urgences, on apprend vite combien elles sont effi-
caces pour couper des membres. M. Achab s'est levé
de bonne heure, il voulait élaguer un sapin. Il aurait
mieux fait de se recoucher : le sapin a gagné. Il a
perdu la moitié de son bras gauche, en dessous du
coude. Pas pratique pour les plaisirs solitaires, à moins
d'avoir une excellente mutuelle ou d'être droitier…
Coutumiers des séances de jardinage qui tournent
à la boucherie, nous nous affairons autour de lui, nos

gestes sont précis, froids, mécaniques. Tout est réglé comme du papier à musique.

J'ai attrapé au vol quelques phrases. Je les lirai à la patiente de la chambre 7 :

— Pas de bras, pas de chocolat.
— Tu crois qu'ils lui remettront ?
— Quoi ?
— Eh bien, le bras !
— Il est où ?
— Y a un sac de supermarché. Il est dedans.

— Oh, regarde ! Il y a encore sa montre Casio dessus. Elle fonctionne toujours…
— C'est parce que c'est une marque allemande !
— Casio ? C'est pas allemand, c'est espagnol, ça finit en « o ».

— C'est coupé en biais. Ils ne pourront pas lui remettre ou il sera plus petit que l'autre…
— Hé ! Tu sais pourquoi le tyrannosaure est toujours en colère ?
— Non.
— Il a des bras trop petits pour se masturber.
— M. Achab, êtes-vous droitier ?
— Heureusement !

Rectification : M. Achab n'aura pas à renoncer aux plaisirs solitaires. Même si sa mutuelle est pourrie.

Un patient en salle d'attente. Il grignote un Mars :

— Et vous, monsieur, pourquoi venez-vous ?

— Une luxation du pouce.

Le brancard passe. M. Achab, dedans, avec son moignon ensanglanté.

— Mais mon pouce attendra, dit-il, livide, en reposant la barre chocolatée dans sa poche.

Parfois, tout est trop fort et tout va trop vite. Alors on dit n'importe quoi. On ne s'habitue jamais à voir un bras détaché de son corps. Surtout dans un sac de supermarché.

9 heures, en bas, box 3.

Mme Médée amène son fils de cinq mois. Cinq mois, mais 12 kg.

Je cherche le bébé qui a disparu sous la bête :

— Que lui donnez-vous à manger ?

— Des biberons.

Les biberons, c'est bien. Trop de biberons, ça l'est moins. Si, en plus, vous coupez le lait avec du miel ou que vous remplissez le biberon de Coca-Cola, ce n'est pas recommandé.

— Pourquoi du Coca ?

— Il s'endort plus vite.

Les dents de lait ne seront pas sorties qu'elles seront déjà gâtées. J'ai envie de lui demander si elle lui paye aussi des Gitanes sans filtre et des cafés bien tassés. Peut-être un petit fond de whisky de bon matin ?

Le petit, tout nu, la mère de s'exclamer avec un élan de fierté :

— Vous en avez déjà vu, des comme ça ?

Je pense : « Oui, dans un zoo ! » Alors je dis :

— Jamais d'aussi bien portants.

Je fais rasseoir la mère et reprends tout à partir de zéro.

10 heures, en haut, chambre 7.

Je voulais boire un café, ou fumer une cigarette. Finalement, je monte la voir en coup de vent.

La femme-oiseau-de-feu a la bonne cinquantaine. Elle n'est plus belle. Elle n'a jamais été laide. Elle a du charme. Discret. Un physique passe-partout qui s'illumine de l'intérieur quand elle prend la parole :

— « J'ai tendu des cordes de clocher à clocher ; des guirlandes de fenêtre à fenêtre ; des chaînes d'or d'étoile à étoile, et je danse. »

— C'est de Rimbaud, reconnais-je. Il défie l'absolu en écrivant ces vers.

— Il est mort quand même, répond-elle.

Cette femme a beaucoup profité de l'existence. Profité et ri : elle a deux petites pattes d'oie au coin des yeux.

Son crâne est un peu galeux à cause du traitement. Quelques touffes de cheveux s'accrochent au sommet, trop courtes pour avoir une couleur. Grisâtres, peut-être. Entre les touffes, de grandes surfaces lisses sur lesquelles se reflète la lumière des néons.

— J'ai toujours détesté les séries policières : elles se sont vengées, je ressemble à Kojac.

Je la taquine :

— C'est méchant pour Kojac !

Parfois, aussi, elle ferme les yeux. On croirait qu'elle dort, mais ses paupières tremblent à toute vitesse.

— À quoi pensez-vous ?

— Mon fils. Et ne me vouvoie pas.

— Vous avez des nouvelles ?

— Le volcan reste égal à lui-même : il crache. Les avions sont des couards qui s'effarouchent d'un peu de cendre.

Elle se redonne une contenance, redresse les épaules :

— Parle-moi d'Anabelle.

Après Blanche, elle désire tout savoir de la jeune fille très maigre.

— Elle est interne en gastro-entérologie, mais cette semaine elle assure les gardes de nuit aux Urgences.

Brune, très mince, mon amie promène tout le temps une sucette dans sa bouche. Je n'ai jamais vu quelqu'un ingurgiter autant de cochonneries et rester aussi maigre. Les cheveux d'Anabelle sont faussement désordonnés, un corbeau échoué sur un visage à la beauté classique.

— Je l'ai croisée juste avant d'arriver. On est là, face à face, on échange quelques mots. Elle me tend une sucette.

– Tu en veux une ?

Je décline poliment :

– J'évite les sucres avant ma garde, surtout les rapides, ça me rend speed.

Sa langue attaque sans relâche la petite boule de sucre coincée entre ses dents... Elle grelotte de la tête aux pieds :

– Pourquoi trembles-tu ?

Elle n'a pas un gramme de gras et si peu de chair.

– Je suis morte de trouille. Il vient de m'arriver une histoire de fous...

N'habitant pas à l'internat, elle a pris sa voiture pour l'hôpital. Au bord de la route, un homme. Grand, maigre, survêtement bleu et sac de sport très lourd dans les bras.

Anabelle s'arrête :

– Où allez-vous ?

– À l'hôpital.

– Le hasard fait bien les choses ! Allez-y, montez, je vous emmène.

Ils parlent tranquillement. Le trajet n'est pas long. Le bâtiment se profile, l'autostoppeur lance :

– Je ne parlais pas de cet hôpital-là, mais du centre psychiatrique.

Tant pis ! Puisque je suis là...

L'homme se présente aux Urgences, il veut être hospitalisé. Il a peur de tuer quelqu'un.

Dans son sac de sport : des fourchettes, des couteaux, une louche, bref, toute une batterie de cuisine avec laquelle on peut, au choix, préparer une charlotte aux fraises, des madeleines aux œufs ou tuer quelqu'un.

Anabelle : toute en os, corbeau endormi sur le front, des frissons parcourant son corps de la tête aux pieds en se demandant à quel sort elle a échappé.

La morale de cette histoire ?

Prenez les gens en stop, mais à condition :

1 – d'être quinze dans la voiture ;

2 – d'avoir de la farine, des œufs, des fraises ;

3 – que l'autostoppeur (autostoppeuse, c'est encore mieux) soit nain OU cul-de-jatte OU manchot ou, vraiment mieux, qu'elle soit naine ET cul-de-jatte ET manchote (mais, si elle est AUSSI bossue, vous vous êtes trompé : ce n'est pas une autostoppeuse, c'est une madeleine aux œufs).

La patiente hésite à rire. Sans attendre sa décision, je lui jure de revenir très vite et je file.

Un peu avant 11 heures,
en arrivant aux Urgences.

Je traverse le couloir du premier sous-sol qui conduit aux Urgences. Il est pavé de carreaux gris, un éclairage blafard se déverse sur des murs plombés. C'est froid, terne, macabre comme la dépouille géante d'un serpent albinos. En même temps, c'est un sous-sol d'hôpital, pas la chapelle Sixtine…

Au bout du couloir, l'air libre. Avant de l'atteindre, on passe devant LA quatrième porte.

Blanche, rectangulaire, une poignée banale. C'est juste une porte.

Il y a toujours deux à six personnes qui attendent sur un banc. Souvent, elles pleurent. Très souvent, elles chuchotent.

Là, à cet endroit précis du monde, je baisse la tête, je fixe obstinément le carrelage.

Sur la porte, un mot : « MORGUE ».

Sur le banc : des familles.

Les quais de gare sont des lieux tristes : les gens se serrent dans les bras, se disent au revoir, agitent la main, envoient des baisers par la fenêtre.

Il y a des lieux plus tristes que les quais de gare : le couloir du premier sous-sol de l'hôpital.

J'arrive devant les box, je tape violemment mes mains l'une contre l'autre : le soleil de ce matin n'a rien réchauffé, j'ai les extrémités glacées. C'est un problème, car je tâte des abdomens toute la journée.

À l'hôpital, plus je suis stressé, plus mes mains sont froides. C'est un moyen de défense naturel, mon corps prévient les patients : « Soyez cool avec l'interne, il vous palpera le ventre. »

Soyez gentil avec moi… ou certains grimaceront quand mes doigts de fée parcourront leur bidou !

J'ai connu des internes dont la réaction au stress passait par des colopathies fonctionnelles explosives. Nettement plus bruyant, plus gênant, et tellement moins efficace.

Une lumière bleue clignote sur le mur de la salle de soins : dehors, une ambulance surgit. Crissement de pneus. Agitation autour du patient. Bruits de pas. Piétinements. Il faut aller vite, préserver la chaîne du chaud.

Un produit congelé/décongelé/recongelé, c'est immangeable. Pour nous, c'est l'inverse : un homme refroidi trop fort et trop longtemps, ce n'est pas récupérable. L'Homme est un saumon qui prend la chaîne du froid à l'envers.

Le réanimateur passe en courant. Sur son visage se dessine une pancarte où on lit : « À l'attaque ! »

Je me lève pour me rendre utile, il me jette un regard entendu, les lettres de la pancarte changent de place. Maintenant, elles affichent : « Toi, reste à ta place. »

Le patient… son état est trop grave pour moi, je serai inutile et gênant, j'attendrai la prochaine ambulance, le prochain malade.

11 heures, en bas.

Il s'agit du petit Hugo, quatre ans, métis, une figurine de dinosaure dans chaque main. Il a rongé le coin d'une plaquette d'Ariel en poudre, ce petit carré qui s'effrite entre les doigts quand il est mouillé. Sa mère est folle d'inquiétude :

— Il n'a pas mis grand-chose à la bouche, je lui ai tout enlevé, tout nettoyé avec de l'eau…

Moi, d'humeur joueuse :

— Il fait des bulles ?

Sa mère, premier degré (en même temps, c'est une mère) :

— Non, pas encore.

— La marque de la lessive ?

— Ariel.

— Ah ! Ariel, ça lave plus blanc que blanc…

Une de mes sœurs est noire : mes parents l'ont adoptée quand j'avais quatre ans. Je pratique l'humour communautaire par procuration.

Je cherche conseil auprès de Chef Pocahontas :

— Laisse-le partir.

— On fait quelque chose ?

— Fais-lui boire beaucoup d'eau, répond-elle sur le ton de la plaisanterie.

(J'ai envie de lui demander si, après l'avoir fait boire, je devrai le secouer trente minutes la tête en bas pendant que le programme court « 30 degrés, linge fragile » se termine, mais elle s'occupe d'un AVC. Elle est chatouilleuse quand elle sauve des vies.)

Moi, de retour dans la chambre, encore joueur :

— Alors ? Toujours pas de bulles ?

Elle :

— Je regarde bien, mais non, toujours pas. C'est plutôt bon signe, Docteur ?

Que c'est beau, une mère !

Midi, en bas.

Blanche passe. Je n'ai que deux patients en cours et j'attends les résultats biologiques d'un troisième. Devant l'entrée des ambulances, on prend cinq minutes pour fumer et boire du jus de chaussette décaféiné.

– C'est quoi, cette histoire ? Tu lui parles de nous ?

– Pas de nous.

J'écarte les bras, englobe l'ensemble de l'édifice :

– De tout ça ! Voilà comment l'idée m'est venue : Mme Orphée.

– Mme Orphée ?

Il fait froid, nous sautillons d'un pied sur l'autre pour ne pas nous effondrer en grelottant. Je déteste l'hiver.

– L'an dernier, tu te souviens, j'ai fait un stage en soins palliatifs. Dans le service, j'ai rencontré Mme Orphée. Elle était écrivain. Des romans, des essais, des scénarios, des succès. Elle visitait tous les jours une amie hospitalisée. Stade terminal. Mme Orphée aide son amie en lui offrant ce qu'elle fait de mieux : elle lui écrit. Les actualités, la météo, le monde qui tourne sous la semelle des Hommes. Elle lui décrit les gens dans la rue, leurs visages, les ventres rebondis, les tatoués torse nu, les manifestants, les vieilles à leur balcon arrosant les plantes, nourrissant les chats. Elle parle des femmes en jupe, de celles en tailleur, de celles enceintes, de la vie dans la vie, des enfants et des bâtonnets de glace dans leur bouche. Elle évoque le jaune du citron, la chair verte collée au noyau de l'avocat, le bleu du ciel.

Le ciel ! Elle évoquait beaucoup le ciel.

Un jour, elle lui dit :

— L'azur sait tout faire : la neige, le soleil, la lune, les étoiles, la grêle, les orages d'été, les horribles tempêtes d'hiver...

Elle lui jure que le ciel est mieux qu'un cinéma, mieux qu'une cathédrale. Comment le mécano là-haut est une femme à tout faire qui crée du bruit, des couleurs et du vent, et qui garde aussi les gosses pour les parents en deuil.

Mme Orphée écrit à son amie alitée comment le monde s'agite derrière sa fenêtre. Son amie lit avec avidité. Elle lit le jaune des citrons, les grands-mères au balcon et les Mister Freeze à la fraise qui coulent le long des petites mains gourmandes.

Puis les yeux de la patiente faiblissent. Quand elle ne peut plus lire, Mme Orphée dessine. Elle dessine des manifestants, des jupes à volants dans le vent de l'été, les femmes enceintes, la vie à venir dans la vie qui s'envole.

Quand son amie ne voit plus ce que Mme Orphée dessine, celle-ci lui fait la lecture.

— Je ne saurais pas te dire combien cette histoire m'a touchée...

Nos lèvres sont à vingt centimètres l'une de l'autre. Silence gêné. Blanche trouve le courage de briser en plein vol l'ange qui passe :

– Je suis nulle pour inventer des contes, il ne m'arrive jamais rien. De quoi veux-tu que je lui parle ?

– Le but est de maintenir un lien.

– Je lui parle de glaces et d'hommes tatoués ?

– Non ! Tu lui racontes ce que nous faisons ici. De la vie dans l'hôpital. Ça l'occupera.

Elle se demande si elle en sera capable. J'ai un joker dans ma manche : je sors mon carnet de notes.

– J'ai fait comme Mme Orphée. Cette nuit, j'ai écrit des chroniques hospitalières. Tu pioches dedans et tu lis. Quoi qu'il arrive, tu lis. Je serai là très vite…

J'ajoute :

– La plupart des chroniques sont drôles : avant que sa maladie ne la tue, je la ferai mourir de rire.

Elle s'en va, mon carnet dans la main. Blanche est féminine. De cette féminité qui fait bomber les pantalons des collégiens. Elle aurait pu être maîtresse d'école : tailleur serré et ton sévère. Elle est médecin et emploie son potentiel érotique à domestiquer ses patients quand ils refusent de guérir :

– Pas bon, votre taux de cholestérol, vraiment pas bon, votre cholestérol, oh ça non, pas bon…

– Je ferai un régime, madame.

– Docteur, pas madame.

– Je ferai un régime, docteur.

Les patients de dire « docteur » comme l'affamé articule, la bouche pâteuse, « filet de caille pané aux éclats de pistache en robe de poire caramélisée ».

De l'intérêt d'avoir un sex-appeal d'utilité publique...

Un peu avant 13 heures, en bas.

Frottis reçoit un couple. Mme Fer et M. Fer, vingt-sept et vingt-huit ans.

Elle : douleurs abdomino-pelviennes.

Lui : suspicion d'un GROS déficit en vitamines depuis l'enfance...

Interrogatoire de Frottis, qui se renseigne sur la possibilité d'une grossesse.

– Vous prenez la pilule ?

– Oui.

Son compagnon, la réprimandant tout en se mettant en avant :

– Elle n'est pas très sérieuse.

Regard de travers de Mme Fer.

– Quoi ! C'est vrai, t'es pas très sérieuse ! Du coup, quand elle oublie, c'est moi qui la prends.

– Qui prends quoi ? demande Frottis.

– Ben, sa pilule !

Frottis, incrédule :

– Vous LA prenez ? Dans votre bouche ? Vous l'avalez ?!?!

M. Fer, regardant Frottis comme s'il s'adressait à une gamine de cours préparatoire :

– Ben oui, par la bouche ! C'est pas des supposi-
toires quand même !

Mon avis personnel : il n'y a pas d'âge pour lutter contre les carences en vitamines... Même si,
avouons-le, nous apprécions ces patients-là : ils nous
détendent.

Quand elle raconte sa consultation, Frottis se tape
le front du plat de la main. Deux fois d'affilée. Blam !
Blam ! La troisième fois, je lui attrape la main. Elle
va finir par s'assommer si elle continue.

Un médicament, c'est dangereux : mal pris, on
peut tomber malade, mourir ou tomber enceinte...

C'est pour cela que les notices existent et que les
« modes d'emploi » s'appellent « modes d'emploi » et
pas « sac à patates ».

Ma co-interne a l'air désespérée.

Frottis... Lors de notre première rencontre, elle a
tendu sa main vers moi :

– Je m'appelle Léa.

Elle a dit ça comme si elle m'avait annoncé : « Je
m'appelle Barack Obama ! »

Au bout d'une semaine, j'ai su que son prénom
était une erreur. Il signifie « fatigué » en hébreu. Frottis ne l'est jamais... Autant demander à l'océan s'il
peine à mener ses rouleaux le long des grèves.

Pour des raisons très drôles, elle est surnommée
« Frottis ». Parce que ces raisons sont très drôles, je
ne m'étendrai pas dessus...

Je l'avertis :

– Je vois le patient du box 4 et je file au cinquième prendre une pause.

Aux Urgences, on place les patients dans des « box ». Je déteste ce mot, j'ai l'impression d'être un vétérinaire, ou de tenir un haras pour chevaux malades. Je préfère le mot « loge » : les patients y sont acteurs, pas spectateurs.

Je pousse la porte : elle a trente-deux ans, un visage souriant malgré de violents élancements dans le pubis. Je l'examine, son époux est là. Bonnes bouilles, ils veulent très fort avoir un bébé. Je les fais rire pour dédramatiser un peu, elle me demande d'arrêter : « Ça me ravive la douleur quand je ris. »

On a tous un don. Certains jouent du piano avec les pieds, d'autres chantent ou marchent sur un filin avec une perche en guise de balancier. Moi, je fais rire les gens. Aux Urgences, c'est un super-pouvoir précieux.

Trente minutes plus tard, l'ordinateur livre les résultats de la prise de sang. J'ai un contentieux avec l'informatique : c'est une intelligence abstraite, elle déballe la vérité en se fichant des conséquences sur la vie du patient. Y a-t-il plus insensible qu'un écran d'ordinateur dans la salle de soins d'un service d'urgences ?

Bêta HCG : POSITIF.

C'est marqué en « Times New Roman » juste sous le bilan rénal et le ionogramme sanguin.

POSITIF.

L'hôpital est le seul lieu au monde où ce mot fait craindre le pire.

Oui, à l'hôpital, un résultat « POSITIF » annonce souvent une mauvaise nouvelle…

J'appelle le gynécologue pour qu'il passe la sonde d'échographie sur l'abdomen de ma patiente.

L'examen confirme.

Et maintenant ?

Comment l'apprendre aux deux amoureux ? En substance, cela revient à dire : « Bonne nouvelle : vous êtes enceinte. Mauvaise nouvelle : c'est une grossesse extra-utérine, vous devez avorter. »

J'y mets toutes les formes du monde, elle pleure quand même, je reste comme un con, la main sur son épaule.

Plus envie de plaisanter avec qui que ce soit pour la journée.

Je déteste les leçons de ce métier :

– Leçon 1 : faire rire est facile ;

– Leçon 2 : consoler est plus difficile.

Je vais devoir être imaginatif : je monte au cinquième voir ma patiente.

13 heures, en haut, chambre 7.

Blanche, mon carnet de notes ouvert sur les genoux, est penchée tel un ange bienveillant au-dessus de la patiente de la chambre 7 :

– Chronique numéro 14 : elle s'intitule « Chercher la petite bête ».

Le SAMU est appelé dans un squat pour un malaise. En intervention, on ne regarde ni où on met les pieds, ni si ce qu'on touche est signé « M. Propre ».

L'équipe intervient et fait le job nickel. Au moment de partir, un petit détail retient l'attention de Chef Pocahontas. Ils sont six dans le squat. Et ils se grattent. Tous. Beaucoup. Trop. Jusqu'au sang. Ça fait de grandes plaques rouges sur leurs peaux.

— Ho, ho, ho, dit la Chef.

Ce que nous pourrions traduire par : « On n'est pas dans la merde… »

Gale norvégienne. La pire de toutes. Tellement virulente ! Y penser, c'est se gratter. À l'échelle microscopique, c'est un vrai film d'horreur. Les femelles pondent 300 œufs par jour sous l'épiderme. Quand ces œufs éclosent, les larves creusent des galeries et ça démange.

Pour l'équipe du SAMU, cela signifie :

1 – Douche immédiate et commune pour ne pas contaminer plusieurs sanitaires. Avec un savon traitant sentant la boue moldave, sinon c'est pas rigolo.

2 – Abandon des vêtements (tous) dans un sac poubelle.

3 – Congés immédiats, le temps que le traitement en comprimés agisse.

4 – Acarophobie pendant plusieurs semaines.

— Acarophobie ? demande la femme-oiseau-de-feu.

— Concept de pensée irrationnelle que nous résumerions par : « J'ai pris le médicament, j'ai pris plusieurs douches, j'ai jeté les vêtements, mais je le sais/je le sens : les petites bêtes sont toujours là... »

Et mon amie de rire tout en faisant semblant (ou pas ? dès que j'entends cette histoire, ça me démange quelque part...) de se gratter partout...

La femme-oiseau-de-feu trouve mauvaise mine à Blanche. Quand un mourant remarque votre teint pale et s'inquiète de votre santé, ça affole : il parle en connaissance de cause.

À vrai dire, Blanche va très mal. Elle est en plein « processus de réappropriation narcissique ». Depuis que son fiancé a rompu la veille du mariage, il y a six mois, elle a perdu confiance en elle.

Hier soir, à l'internat, elle nous confiait : « Je me remontais le moral dans la chambre 6, celle de Mme Melpomène. Toujours un compliment à la bouche, Mme Melpomène. Soixante-dix-sept ans, c'est la version féminine bien amochée de Gérard Depardieu. Petite, ronde, picoleuse, plutôt hirsute, peu gracieuse. »

J'apprécie les pincettes que prend Blanche en toutes circonstances : En réalité, « plutôt hirsute, peu gracieuse » veut dire : « moche ». Tout simplement.

– Mme Melpomène me flattait chaque matin : « Mon Dieu ! Ce buste ! Ça fera tourner les têtes sur la plage cet été... » J'étais regonflée à bloc, je suivais mon processus de réappropriation narcissique. « Mon Dieu, que vos cheveux sont brillants ! De la vraie soie ! » Encore mon processus de réappropriation narcissique. « Mon Dieu, que vous avez la taille fine et élancée ! » « Mon Dieu, que vous êtes féminine ! On ne vous a jamais dit que vous ressembliez à Audrey Hepburn ? » Je commençais à sacrément l'aimer, Mme Melpomène et son aide précieuse dans mon processus de réappropriation narcissique, jusqu'à ce jour fatal où : « Mon Dieu, que vous êtes belle ! Belle comme une princesse…

— Merci !

— Vous me faites penser à moi au même âge ! »

Blanche a éclaté de rire :

— Jennifer Lopez a dit : « C'est en ayant confiance en soi que l'on devient sexy. »

J'ai répondu : « C'est en étant Jennifer Lopez qu'on n'a pas besoin de se poser la question. »

La patiente de la chambre 7 prend la main de l'interne :

— Qu'est-ce qui ne va pas ?

— Mais je vais très bien ! ment la jeune fille.

— Et moi, je ne suis pas malade ! répond la femme-oiseau-de-feu. Quand le père de Thomas est parti, j'ai eu ces mêmes yeux tristes et j'ai porté le même masque. Vous m'empruntez un déguisement que j'ai utilisé bien plus longtemps que vous !

– Admettons que vous ayez raison. Et je dis bien : admettons. Comment guérit-on ?

Tout l'art de l'acteur de théâtre consiste à jouer le chuchotement d'une confidence en étant entendu jusqu'au dernier rang de la salle. Blanche est une actrice pitoyable…

On apprend des patients. Leurs expériences anciennes sont très souvent nos douleurs actuelles.

Il y a une erreur, un biais initial qui fausse nos relations. Vous croyez que nous sommes là pour vous. Pour certains, c'est vrai. Pour beaucoup, c'est faux. Nous vous traitons, vous nous guérissez.

Quand on soigne, la fièvre du malade dans son lit agit comme la chaleur d'une forge : elle fait mollir notre acier avant de lui rendre sa droiture initiale. Ici, à l'hôpital, tout le monde se répare quelque chose.

La femme-oiseau-de-feu se gratte le crâne en réfléchissant.

– Ce qui m'a sauvé de mon chagrin d'amour ? D'abord, il y avait cet amour plus grand encore, qui pesait 3,4 kg et tétait tout le temps. Mais ce qui m'a vraiment aidé ? Voulez-vous vraiment le savoir ?

Blanche hoche la tête avidement. La patiente de la chambre 7 annonce, gourmande :

– Le plus grand Camerounais que j'ai vu dans ma vie !

Elles explosent de rire, je tousse pour signaler ma présence. Le visage de la femme-oiseau-de-feu

s'illumine. Elle tend ses mains. Ses doigts sont brû-
lants. Il fait une chaleur d'enfer dans la pièce ! Je
regarde les plateaux du petit déjeuner et du déjeuner. Intacts.

Paradoxe : je n'arrive toujours pas à la tutoyer,
mais je me permets certaines libertés. Je lui fais une
tête au carré.

— Mangez ! Qu'est-ce que vous croyez ? Que vous
survivrez le ventre vide ? Vous n'avez pas faim ? Et
alors ? Forcez-vous... Ou c'est moi qui vous force-
rai et cela sera désagréable. Vous devez reprendre des
forces. Faites comme Galactus.

Galactus, la femme-qui-mange-l'espace, est une
patiente d'Anabelle.

Au deuxième, c'est la gastro-entérologie et la dia-
bétologie. Anabelle soigne une femme de quarante-
deux ans, 1 m 59 pour 296 kg... Mme Blackhole.
Je l'ai surnommée Galactus, la femme-qui-mange-
l'espace, à cause de sa capacité à occuper le plan
horizontal du monde. Son poids, c'est un GROS
problème... Elle souffre de détresse respiratoire.
L'habitacle du VSAV (si tu changes beaucoup de
lettres à « Véhicule de Secours et d'Assistance aux
Victimes », cela fait « pimpon rouge et jaune ») étant
trop petit, elle a été amenée en bétaillère. Mme Blackhole ne parle pas, elle mange et regarde la télévision. Son mari, un petit homme fluet, lui apporte en

cachette des guimauves et des plaquettes de beurre qu'elle suçote comme des esquimaux. La psychiatre est catégorique : aucune maladie mentale. Pas même une dépression. Mme Blackhole est très heureuse : elle déguste son beurre à la guimauve devant le petit écran. Au petit déjeuner, elle avale deux saladiers de muesli, puis deux baguettes de pain ; à midi, deux poulets entiers, moelle des os comprise. Le soir, elle finit trois casseroles : raviolis, cœurs de canards frits, mousse au chocolat.

Le matin, il faut quatre aides-soignantes pour la nettoyer. Pendant deux heures… Son corps est si imposant qu'elle pourrait tomber des deux côtés du lit en même temps.

Anabelle lui parle tous les jours santé, diététique, diabète. Ce matin, Mme Galactus l'a remerciée et lui a demandé de s'écarter, car « je ne vois pas la télé si vous vous tenez devant moi ».

Quand Anabelle nous en a parlé la première fois, elle était déstabilisée, elle n'y entendait rien.

Y a-t-il quoi que ce soit à comprendre ?

C'est un choix de vie. On en fait tous : être cancérologue, avocat fiscaliste, expert comptable, danseur au Grand Opéra de Rome…

Mme Blackhole a choisi : elle sera mythologique, de ces déesses préhistoriques, obèses et fantastiques, qui ornent les murs de nos grottes et les vitrines de nos musées. D'organique, elle a pris le parti de devenir minérale.

Le choix des destinées humaines est mystérieux...

Personnellement, j'aimerais que la patiente de la chambre 7 fasse le choix de manger. La nourriture est un clou planté très fort dans le réel du ventre et du corps. On touche l'aliment, on sent son odeur, cela va et vient sur la langue : c'est du palpable, du concret, c'est la vie prolongée entre nos mâchoires.

– Ne faites pas la difficile : vous m'ennuyez. Si le complément alimentaire au citron n'est pas bon, j'apporterai celui à la fraise. Ou au chocolat. Noisette ? Vous aimez les noisettes ! Même une reine n'aurait pas autant de choix... Et les nouveaux, ceux à la mangue ? Il y en a pour tous les goûts. Vous n'avez aucune excuse.

La patiente est une tête de mule. Elle refuse. Je dois trouver un autre moyen pour la river au monde des Hommes. Je me suis mis dans la tête que le carnet et ses chroniques étaient un bon début.

Blanche se lève et je la suis dans le couloir. Nous discutons devant la porte. Il y a dessus un autocollant noir en forme de 7. La barre du haut se décolle et pendouille.

– Excellente idée, ce carnet : quand tu ne seras pas là, nous prendrons le relais, j'en parlerai à Anabelle, à Amélie et à Poussin. On va l'étoffer, ils ont eux aussi beaucoup d'histoires.

Je la trouve belle. Elle a la peau très pâle, presque laiteuse, les yeux sombres, les prunelles insistantes, la mine exigeante. Sous la blouse, ses vêtements sont toujours noirs.

Cette teinte lui sied à ravir, mais elle en porte seulement parce que la couleur lui plaît.

— Les Urgences occupent tout mon temps. Faire la navette entre le sous-sol et le cinquième épuise mon stock déjà trop maigre de temps libre.

— Ne te tracasse pas, je me charge de trouver une solution.

Elle dépose un baiser sur ma joue et s'éloigne. Je retourne dans la chambre.

La femme-oiseau-de-feu n'a ni la force d'écarter ses bras, ni celle de parler. J'ouvre mon carnet. Je cherche quelque chose de beau, de simple. Cela l'encouragera à se battre. J'essaie d'abord la manière douce, puis je passerai à la manière forte :

— Chronique 24 : « Les héros très discrets ». Roméo et Juliette, cinquante-six et cinquante-cinq ans, mariés, sont hospitalisés pour éthylisme chronique. Depuis plusieurs années déjà, ils sont malades de l'alcool. Quand on les hospitalise en service spécialisé, nous les mettons côte à côte, dans la même chambre. Ils essaient de s'en sortir ensemble, replongent souvent ensemble. La situation prêterait à sourire si le Montaigu et la Capulet n'avaient eu un fils. Lui n'a aucune envie de sourire et plus la force de s'attendrir. À cinq ans, il appelait déjà les secours et roulait ses parents sur le côté pour qu'ils ne s'étouffent pas dans leurs vomissements. À cinq ans... Étonnamment, le fiston s'en sort bien : une petite fille, un travail stable, une compagne stable, un logement stable. Sa vie est « stable ». Il ne touche pas à l'alcool, il en a été vacciné très jeune... Il connaît la maladie de ses parents et la combat de son mieux : dans toute la merde immonde déversée par l'alcool sur sa famille, il s'est fait un devoir de protéger son père et sa mère... Seulement lui, l'adulte et l'enfant de cinq ans qu'il a été, qui le protège ? Et qui l'a protégé ?

Je m'arrête. La manière douce a suffi. Je garde la forte sous le coude. La patiente a compris : tout le monde lutte et traîne des casseroles ici-bas. Peu importe qu'elles soient remplies d'alcool ou de solution glucosée. Le poids est le même. La vie est une aventure et le bagage est lourd. Nous sommes tous, à notre manière, des héros très discrets. Je crois.

Frottis par exemple : à l'internat personne n'est au courant, mais elle vient de perdre sa meilleure amie...

Un des principaux inconvénients d'être étudiant en médecine ? Les compagnons de tous les jours grappillent souvent un avis médical entre le fromage et le dessert.

— J'ai mal aux gencives.

– Ben, lave-toi les dents !

On a tous des amis réclamant une consultation à la va-vite parce qu'ils ont un trou qui leur fait de l'air :

– Touche mon ganglion sur la fesse, regarde mon grain de beauté : il n'est pas beau, ça me démange en haut, à droite, un peu plus bas, etc.

Je trouve cela normal. Si j'étais fleuriste, j'irais composer des bouquets dans le jardin de mes amis.

L'an dernier, la meilleure amie de Frottis a passé un scanner pour une douleur abdominale.

Elle l'appelle :

– Il y a marqué « Masse de la tête du pancréas, plusieurs masses annexes hépatiques ». Qu'est-ce que ça veut dire ?

Frottis, tétanisée au téléphone, a su : cela signifiait qu'elles ne skieraient pas ensemble l'hiver prochain.

Un patient, on peut lui parler. Une amie, c'est plus compliqué. Frottis ne lui a rien dit, pensant que les médecins s'y colleraient. Mais, parfois, les médecins prennent leur temps.

Quand elles ont fait les soldes :

– C'est trop chaud, ça, lui a dit son amie en attrapant un pantalon, mais je le prends quand même, ça servira pour l'hiver prochain.

Frottis s'est tue.

Que feriez-vous si vous connaissiez le sort qui attend votre amie ?

Frottis s'est tue. Je crois que ce silence lui pèse.
Depuis, elle soigne au sous-sol. Discrètement.

Un peu avant 15 heures, dans ma tête.

Si j'avais dû faire usage de la manière forte, j'aurais raconté l'histoire de Mme Jocaste, la femme qui cassait des briques avec ses mains. Une grande guerrière et une mère formidable (mais cette phrase est redondante : on n'est pas une mère formidable sans porter les armes et briser quelques dents…).

Elle avait soixante-deux ans quand je l'ai rencontrée. Une sympathique patiente à l'histoire terrible qui vous rappelle que, oui, la vie est parfois une vraie chienne et, oui, les êtres humains aboient avec beaucoup de naturel.

Dans le bureau des médecins, je faisais ma catharsis en briefant ma co-externe de l'époque :

– Imagine : enfant de l'Assistance publique, elle passe de foyer en foyer, son mari lui fait six gosses, puis se barre, l'aîné des gamins est en taule : il la frappait. Sa propre mère ! Elle en parle comme si son petit garçon avait volé une pomme. On lui trouve une masse utérine : hystérectomie totale. Le chirurgien merde : section du nerf hypogastrique – perte des fonctions sphinctériennes. Elle sera obligée de se sonder et de faire des lavements jusqu'à la fin de sa vie. Cerise sur le gâteau, elle économise pour une chirurgie correctrice de sa myopie : mauvaise cicatrisation, surinfection, fonte purulente du globe oculaire. Sa vie, c'est Rémi-sans-Famille et *Les Misérables* en 98 mots.

Je rajoute cette phrase stupide :

— À sa place, je sais ce que j'aurais fait !

Là, une voix dans le couloir passe la porte du bureau :

— Vous vous seriez occupé de vos enfants.

Je me retourne, Mme Jocaste a tout entendu. Je suis mort de honte. Elle a un œil qui dit : « C'est pas grave, mon petit, ma vie fait cet effet-là à tout le monde » et l'autre œil qui dit juste : « Merde ».

J'essaie de me souvenir lequel est en verre et lequel il lui reste pour pleurer.

Je suis désolé, Mme Jocaste.

Pour tout.

15 heures, en bas.

Ma mère disait toujours : les noms sont importants et savoir peser ses mots aussi...

On emmène Mme Abeille dans le box 4. Elle a soixante-huit ans, sa voiture a été percutée de plein fouet par un chauffard. Minerve cervicale, attelle de poignet, coquille de protection moulée autour du corps, Mme Abeille est rigidifiée de partout : Néfertiti dans son sarcophage.

— Comment ça va ?

— Pas très bien...

Elle a l'air paumée, Néfertiti, et terrifiée, et triste, et lasse, oui, vraiment très lasse. De beaux yeux vert d'eau.

– Celui qui vous a fait ça s'est enfui ?

– Ben oui…

Je lui souris, pas de réponse. Ce n'est pas grave, j'aime les challenges.

– Le genre d'événements qui confortent la mauvaise opinion qu'on a du genre humain, n'est-ce pas ?

– C'est ça…

Je soutiens son regard :

– Vous savez quoi ? On va bien s'occuper de vous. Ce qu'a cassé ce connard, on va le rafistoler. Et je ne parle pas que des os. Vous croyez être à l'hôpital ? Vous vous trompez. C'est l'HÔPITAL. Ce sera TOP ! Après votre séjour ici, le Ritz et le Hilton vous paraîtront plus sordides que le Bates Motel dans *Psychose*.

J'ai tout de suite deviné que je m'adressais à une cinéphile. On n'a pas des yeux verts aussi usés sans les avoir frottés à quantité de beaux films.

Je répète :

– On va bien s'occuper de vous.

Néfertiti a souri et là, à ce moment précis de sa vie d'être humain, ce n'était pas une affaire gagnée d'avance.

Il n'y a pas de petits défis dans la vie. Et je pèse mes mots.

Si Néfertiti s'est cassé quelque chose, il faudra appeler Chef Gueulard, le chirurgien orthopédiste. Cette perspective me réjouit autant que l'idée de m'arracher les tétons avant de traverser le Nil à la nage sans pansements ni antibiothérapie.

Certains ne font pas honneur à leur blouse. Chef Gueulard est de ceux-là. Il ne sait pas parler sans hurler. L'intelligence est protéiforme, la communication en est une des manifestations. Et quand il s'agit de communication, Chef Gueulard a le quotient intellectuel d'une huître.

Parfois, je l'appelle au bloc pour demander un avis spécialisé. L'assistant opératoire sert d'intermédiaire parce que Chef Gueulard opère. Il tient le téléphone devant le vide-ordures qui lui sert de bouche. Je l'entends vociférer au téléphone sa haine des Urgences, du personnel des Urgences, etc. Pour lui, les Urgences sont le paillasson sur lequel il essuie ses frustrations.

Aussi ai-je pris une habitude de petit merdeux : chaque fois, je demande à l'infirmier :

— Pouvez-vous ajouter quelque chose de ma part ?

— Oui, bien entendu.

— Remerciez-le infiniment pour son écoute bienveillante et ses conseils apaisés sur la question.

— Voulez-vous vraiment que je lui dise cela ?

— Un peu, mon neveu !

— Très bien… « L'interne vous remercie pour votre écoute bienveillante et vos conseils apaisés sur la question. »

Chef gueulard, fidèle à sa nature de s'étrangler :
– MAIS C'EST QUI, CE CON ?

Ce con, c'est moi. L'interne à tête de lion un peu merdeux et un peu menteur. Un peu merdeux avec les chirurgiens qui se prennent pour Dieu. Un peu menteur avec ses patients pour mieux les soigner.

15 heures, loge 3.

Dans le box à côté du mien, j'entends la voix de Frottis s'élever. Ma co-interne chante...

J'ai affirmé que Frottis soigne discrètement. Je devrais ajouter « la plupart du temps... ».

Dans le box 3, une femme pleure : Mme Chêne. Elle a HORREUR des aiguilles. Or, on s'apprête à lui faire la pire de toutes les piqûres, la gazométrie artérielle. L'infirmière a beau la rassurer, rien n'y fait. Frottis tente sa chance, sans obtenir de meilleurs résultats.

– Je ne veux pas ! Je ne veux pas !

Elle pleure, l'infirmière prépare son matériel. Frottis se sent démunie. Mme Chêne redouble de larmes.

Frottis, grande fan de Michael Jackson, prise d'une impulsion subite :

– *Cause this is thriller, thriller night.*

Elle commence la chorégraphie du clip.

– Qu'est-ce qu'elle fait ? s'exclame Mme Chêne entre deux reniflements.

– Elle danse, répond simplement l'infirmière, et moi je vais piquer.

Frottis, en joie :
– *You know it's thriller, thriller night.*
L'infirmière :
– Elle danse ET elle chante.
– Et vous ?
– Je pique ! Je pique ET elle danse. Regardez-la.
Frottis gesticule et hurle à tue-tête :
– *You're fighting for your life inside a killer, thriller tonight.*
– Elle est folle.
– Je danse ! s'exclame Frottis.
– Elle est folle à lier, complète l'infirmière en train de piquer en douce.
Mme Chêne, concentrée sur l'interne :
– Mais elle danse ! s'exclame-t-elle.
– Et elle chante ! répète l'infirmière, en prélevant son sang.
– Et vous ?
– Moi ? J'ai piqué.
– Vous avez piqué ?
– Eh oui ! s'exclame l'infirmière.
– J'ai à peine senti la piqûre... C'est magique !
Frottis s'écroule sur une chaise, en sueur :
– Non, c'est Michael ! *That is Michael* !

Frottis chante très mal. Sa danse est terrifiante aussi. En revanche, elle fume et boit admirablement. Elle a essayé le sport une fois : on ne l'a pas acclamée quand elle est revenue de son jogging... Elle s'était perdue et a emprunté le métro pour rentrer chez elle...

Sa couleur préférée est le orange, c'est joli et ça fait ressortir son teint café au lait. Ses origines : éthiopienne par sa mère, germano-polonaise par son père. Mélange atypique de la brioche, du piment et de la saucisse : elle caresse d'une main, pique en artériel de l'autre. Heureusement, elle n'a pas de troisième bras !

Tout à l'heure, après le déjeuner, un patient a refusé que Frottis s'occupe de lui. À cause de sa couleur de peau.

– Tu as dû être en colère...

Frottis :

– Tu déconnes ! C'est du boulot en moins !

Hier, box 4 :

– D'où venez-vous ? a demandé une patiente.

– Du Nord.

La patiente, sourire en coin :

– Non, mais vous venez d'un plus loin, n'est-ce pas ? Un endroit plus au sud...

Frottis :

– L'Éthiopie.

La patiente, aux anges :

– C'est la première fois que je vois une Éthiopienne !

Regard moqueur de Frottis :

– Alors, déçue ?

Un jour, elle ira bosser en boubou, m'a-t-elle prévenu. « Je n'ai jamais mis les pieds en Afrique, mais s'ils veulent de l'Éthiopienne, je leur servirai de l'Éthiopienne... »

Elle adore le portrait du Jah Rastafari posé dans la cuisine de sa mère (il est aussi tatoué sur sa cheville : « Quand je regarde mon pied, j'ai l'impression d'être à la maison ! »). Elle aime lire, mais elle voudrait avoir le temps de lire davantage. Les livres vieillis, déchirés, tachés de café, sont ceux qu'elle préfère. Elle a trempé son recueil *Diagnostics et traitements des pathologies courantes* dans un bol de chocolat chaud. Les pages sont gondolées et la tranche toute marron : « Cela me rassure, j'ai l'impression de l'avoir lu plusieurs fois. »

Un rien suffit à la troubler. Lorsque, l'autre jour, nous déjeunions tous ensemble au réfectoire :

– Pourquoi regardes-tu Amélie comme ça ?

– J'aime pas les gens qui coupent leurs spaghettis.

J'essaie de la calmer. Je lui parle peinture. Il n'existe rien de mieux pour réguler son palpitant que fixer ses pensées sur autre chose.

Elle adore l'impressionnisme.

– Ce style, ça m'envahit. Impose, bébé !

Son expression favorite : « Impose, bébé ! » Personne ne comprend sa signification.

16 heures, toujours en bas.

Le temps est passé à une vitesse absurde. Il ne devrait pas s'autoriser de telles accélérations.

Je m'occupe d'une fillette, Frottis d'un papi.

Brigitte vient me chercher : on me demande au téléphone. Qu'un téléphone fixe sonne pour l'interne, c'est suffisamment rare pour m'inquiéter un peu… J'ai peut-être tué quelqu'un !

— Salut camarade, c'est Solveig. (Ouf ! Je n'ai tué personne !) Tu as reçu ma grand-mère, Mme Abeille. Elle a eu un accident de voiture et les pompiers pensent qu'elle s'est cassé le col du fémur. J'ai peur.

Solveig est la meilleure amie de Blanche et, surprise inattendue, la petite-fille de Néfertiti. Son prénom est la traduction de « la querelle dans la maison » en scandinave. C'est injuste : elle passe son temps à consoler et aplanir les conflits ! Je l'ai rebaptisée Druth. Pourquoi Druth ? C'est le nom d'une des Walkyries d'Odin. J'aime bien : on garde une consonance norvégienne et, vu son goût immodéré pour l'équitation, je ne l'imagine pas autrement qu'en héroïne wagnérienne, casquée, chargeant sur son cheval de guerre, un marteau à la main.

Néfertiti revient de la radiographie : les pompiers pensaient juste, le col est cassé. J'appelle en chirurgie. Jour de chance ! Chef Gueulard est absent. C'est donc Poussin, l'interne en chirurgie, qui s'occupera de son fémur.

— Elle est faible, s'inquiète Druth. Elle a très mal, mais elle ne supporte pas la morphine. Et la rééducation ? Sera-t-elle longue ?

Poussin la rassure :

– Les grands-mères, je gère.

Il gère aussi les petites-filles : échange de regards, rougeurs, voix légèrement éraillée… J'ai senti le courant passer entre eux. Quand on a une inclination naturelle à rebaptiser les gens, on se découvre aussi celle de vouloir les marier…

Poussin ne s'en souvient pas, mais Druth la Walkyrie l'a reconnu : elle l'a rencontré il y a trois semaines. Le jour exact où elle a changé d'opinion sur les médecins et découvert la délicatesse des chirurgiens orthopédistes (je vous assure qu'associer le mot « délicatesse » au mot « orthopédiste » est vraiment insolite !).

Druth avait une double fracture de la cheville droite. Les os sont fragiles dans cette famille !

Les plâtres sont comme des livres d'or : nos amis y déposent deux-trois bêtises, deux-trois dessins foireux.

Un plâtre donne souvent prétexte à de grandes déclaration d'amitié… Vous doutez de vos amis ? Cassez-vous une jambe.

Quand est arrivée la délivrance, le plâtre de Druth la Walkyrie ressemblait à la pierre de Rosette, en plus potache. Poussin a vu les dessins, les blagues. Cela a mis trois fois plus de temps, mais il a scié en zigzags pour épargner chaque glyphe. Champollion du bistouri, il a préservé ce témoignage précieux gravé sur l'artefact. Parfois, le potache, ça compte et c'est beau. Ici, il avait valeur d'amour et d'amitié. Il en fallait peu pour que Druth la Walkyrie change d'avis sur les médecins : la délicatesse d'un chirurgien a suffi !

Les orthopédistes peuvent être les personnes les plus délicates du monde. Une fois par an, mais ça arrive.

19 heures, en haut.

J'ai juste le temps de faire un détour au cinquième étage, où on distribue les repas. Le matin, le midi ou le soir, tous les plats ont la même odeur.

Je lis une histoire à la femme-oiseau-de-feu. Elle m'en demande une deuxième. J'obéis et lui raconte celle de Brigitte : tout à l'heure, quand Amélie massacrait des spaghettis sous le regard effaré de Frottis, l'infirmière est venue vers moi : « Je sais ce que tu fais. C'est bien. Voilà ce que je peux te confier. Fais-en ce bon usage… » C'est ce que j'ai fait :

– Chronique 34 : « KABOOM ! »

Le chef, l'interne, l'ambulancier et Brigitte sont appelés pour une défenestration du huitième étage : « On est à fond : je ne sais pas ce qui traîne dans l'air, mais ce jour-là, bon Dieu, ce qu'on est à fond ! L'ambulancier ne conduit pas : il pilote, on est une team de super-héros prête à sauver la veuve et l'orphelin. Arrivé au pied de l'immeuble, j'attrape le scope (10 kg), le sac de réanimation (10 autres kg), on surgit dans le hall. Il y a un ascenseur ! "Pas d'ascenseur, dit le chef, s'il tombe en panne quand on est dedans, le patient est cuit !" Ah oui, c'est vrai, le patient ! On va l'avoir, celui-là ! Putain de bordel de Dieu, on va le récupérer, ce défenestré, et on le ramènera chez les vivants en le tirant par la corde du string s'il le faut !

On avale quatre à quatre les marches d'escalier, on flotte, on glisse, on est des particules qui volent !

Enfin nous voilà, huitième étage, transpirant, suant, mais enthousiastes et fiers d'avoir couru si vite, pour sauver ce pauvre type qui s'est pris pour un albatros. Une porte s'ouvre : une femme, petite, en tablier de cuisine, écarte largement ses bras et crie avec l'accent pied-noir :

— MAIS QU'EST-CE QUE VOUS FAITES LÀ ! Mon fils, il s'est défenestré, c'est en bas qu'il a besoin de vous ! »

Et Brigitte d'ajouter doctement :

— Tu vois, bichon, il y a une morale à cette histoire... Légère pause dramatique : Quatre personnes dans une même voiture peuvent cumuler plus de vingt-cinq ans d'études à elles toutes et être pourtant plus connes qu'une valise sans poignée.

Nouvelle vague rose sur le visage de la femme-oiseau-de-feu. Mon but ? Lutter contre la pâleur qui envahit ses joues. Voilà un combat de chaque instant : je suis un peintre et, sur son visage, je n'y mettrai que du rose. Même si c'est à coups de gifles.

21 heures, en haut.

— … et donc cela ne m'étonnerait pas que le courant passe entre Druth, la petite-fille de Néfertiti, et Poussin. Quand il l'a vue tout à l'heure aux Urgences, il m'a fait signe en la désignant. C'est un code entre nous : « Regarde sa bouche, on dirait le hublot d'un bateau qui s'appellerait *Fais-moi mal après m'avoir fait du bien.* »

La femme-oiseau-de-feu rit :

— Parle-moi de lui !

— Poussin ? C'est LE garçon dans ce monde d'Amazones… Il est à la tendresse ce que Kim Jong-il est à la diplomatie. Il rêve de parcourir le monde avec un sac à dos et pose des prothèses aux autres pour leur permettre de marcher. Lui est coincé à l'hôpital, entre les astreintes et les gardes. Quand je dis « coincé », c'est un euphémisme ! La dernière fois qu'il a vu la lumière du jour, c'était en cherchant le mot « vitamine D » sur Google. Il y avait une photo de soleil levant en été. Il m'a avoué : « Parfois, je me promène, je vois des prothèses et des os, ils flottent dans les airs. » Et : « Je ne connais pas de bruit plus doux que celui du marteau sur la prothèse de hanche de bon matin. » Il ne fait pas de sutures, mais des points de soudure. Il ne recoud pas, il soude. Poussin a son propre langage. Sa tête est pleine de bulles de BD. Il ne mange pas, il « miam-miam ». Il ne met pas de prothèse de genou, il « tac-tac » le genou. Il ne dort pas, il « zzzzzzzz… ». Poussin est le plus beau garçon à traîner sa blouse dans les couloirs de l'hôpital, seule sa coiffure tombe à plat : on le croirait échappé d'un goulag pour fans déments de Playmobil.

— Il a l'air charmant.

— Plus que ça ! Il a mis une blonde dans son lit avec cette simple phrase au romantisme indubitable : « Salut ! Ça te dirait que je te fasse l'amour *in vivo* ? »

Poussin, mon fidèle compagnon des bancs de la faculté. En neuf ans d'études, il m'a montré que voir le bon côté des gens est la plus honorable forme de résistance face à la brutalité des Hommes et de la vie. Sa phrase préférée est : « Il n'y a pas de temps froid, il n'y a que des hommes faibles. » Il a les gènes d'un taiseux du Nord. Un jour, stage hospitalier au Vietnam, à Hanoi, nous nous retrouvons au service de gynécologie, entourés de femmes en train d'accoucher. Beaucoup de fluides, pas un cri : la Vietnamienne parturiente est poker-face. Elle serre les dents, envoie des textos à son mari resté dehors, souffre, mais son visage reste impassible. Je défaille, Poussin est stoïque. L'une des femmes pousse si fort que tout se mélange : cris, vaisseaux sanguins, urine, selles, larmes, liquide amniotique… La sage-femme saisit une paire de ciseaux et s'approche. Je pense :

Non !!! Elle ne va pas faire ça ! Elle le fait. Épisiotomie à vif. Respect, les femmes ! Je vais tomber dans les vaps, Poussin ne bouge pas d'un cil. Deux bébés arrivent coup sur coup. Ils crient. C'est magnifique. C'est bouleversant. Le médecin vietnamien traduit : le garçon s'appellera « Forêt profonde en hiver », la fille « Grande Colline ». Je me retourne : Poussin a disparu. Dans le couloir, assis, il pleure comme une Madeleine. J'ignore ce que sera la vie de ces bébés, mais ils ont réussi une gageure formidable : Poussin le Taiseux, l'ami précieux, pleure. En cachette, certes, mais il pleure.

Ce soir-là, je parle jusqu'à ce que la patiente s'endorme, puis je rentre à l'internat, situé à trois cents mètres derrière l'accueil de l'hôpital.

Je récupère la musique et les pas de côté laissés ce matin.

Je vais faire la fête. Ce soir, je vais boire. Je me coucherai tard, on dormira davantage demain soir. Il paraît qu'on meurt tous un jour : je vais commencer par vivre la nuit.

JOUR 3

Bye bye Macadam,
Rone.

6 heures du matin, à l'internat.

Il y a un restaurant près de l'hôpital, on y a dîné copieusement hier soir. J'ai traîné Poussin et Blanche dans le bar voisin. J'ai bu, dansé, et surtout je n'ai pas dormi seul. Ce matin, il y avait quelqu'un dans mon lit. J'ai mal au crâne et la tapisserie de l'internat me donne la nausée.

Il y a quinze ans, des internes ont accroché des décorations de Noël. Elles sont restées. Pour parfaire l'illusion, on a ajouté des ornements exotiques : colliers de fleurs et faux coucher de soleil. C'est Hawaii à Noël, en carton-pâte.

On a adopté un orque : deux mètres de long, blanc et noir, gonflable, mais à moitié dégonflé. Il s'appelle Willy Decameron. En fin de soirée, quand l'un d'entre nous est saoul, triste, ou se sent seul, il danse avec Willy, debout au milieu du salon.

Nous vivons dans une grande baraque branlante. On a peint une couche de peinture bon marché sur une couche de peinture déjà écaillée. Le résultat est sans surprise, mais c'est chez nous.

Personne ne se plaint de l'insalubrité. Contrairement au sol de l'hôpital, l'internat n'est pas aseptisé. Les services sanitaires ont détecté des légionelles dans les conduits d'eau de notre baraque.

Nous avons interdiction d'utiliser nos douches...

Amélie a trouvé la parade : plutôt que se laver à l'hôpital, elle retient son souffle, se mouille à toute vitesse, coupe l'eau, se savonne. Puis nouvelle inspiration gargantuesque, retour sous la douche. Rinçage. Expiration. Elle ferme le robinet. Immense inspiration. Retour à la vie. Juste une gymnastique à adopter. Un jour, l'un de nous tournera de l'œil. On court le risque.

La désinfection fera effet dans quinze jours. Amélie n'est pas satisfaite. Elle a promis de trouver une solution rapidement.

7 heures du matin, ascension vers l'hôpital.

Tous les matins, je fais le salut égyptien au soleil. J'avais six ans quand ma mère m'a montré comment procéder. Elle s'est agenouillée derrière moi, a levé mes bras et tenu mes paumes ouvertes vers l'astre du jour :

– La vie est un cadeau. On l'oublie très vite. Sens-tu la chaleur sur ton front ? Sens-tu les rayons glisser entre tes doigts ? Tu sens, tu es en vie. N'oublie pas.

Je retrouve Anabelle en montant vers l'hôpital. Elle a bossé toute la nuit. Malgré ses yeux cernés, sa silhouette décharnée, Anabelle est belle.

— J'ai encore gaffé !

— Arrête de prendre les gens en stop.

Elle rit et me raconte sa nuit.

Les gens l'ignorent, mais les pace-makers font exploser les fours des crématoriums. Quand un patient meurt, on lui ôte son appareil.

Il est deux heures du matin, une patiente décède dans les étages.

L'infirmière prévient Anabelle :

— Elle a réclamé une crémation, mais elle porte un boîtier cardiaque.

— Je lui retirerai avant que la famille n'arrive. Tu l'as prévenue ?

— Dans vingt minutes.

La nuit, on entend mal ou on explique mal : pour mon amie, la famille sera prévenue dans vingt minutes. L'infirmière pense avoir expliqué tout autre chose...

Le service est plein : un patient a déjà remplacé la patiente décédée dans sa chambre. Le corps repose dans le couloir, sur un brancard.

Un pace-maker est très difficile à retirer. Avec le temps qui passe, il fusionne avec le patient : des fibres poussent et tressent une natte serrée entre la paroi thoracique et le boîtier.

Anabelle essaye, tire, force, bande tous ses muscles.

Se mettre à califourchon sur le corps encore chaud de la patiente, c'est difficile à oublier.

Se faire surprendre dans le couloir à califourchon sur le corps de la patiente par sa famille... Impossible à expliquer !

Un peu après 7 heures, en haut :

La femme-oiseau-de-feu est entièrement tournée vers la vie, réclamant sans cesse des nouvelles du monde. Elle veut tout savoir de l'agitation dans les couloirs :

— J'ai entendu une ambulance partir. Qu'est-ce que c'était ? Ta co-interne, Frottis, est-elle avec eux ? Est-ce grave ?

Elle aimerait de la vie dans la chambre 7.

J'ai des souvenirs en pagaille à lui offrir :

— Le semestre dernier, j'étais en stage pour partie à l'hôpital, pour partie dans le cabinet du Docteur Octopus Quichotte. Il est médecin à J., en périphérie de M., qui est la périphérie de D., qui est la périphérie de rien du tout. Bref, J. se rapproche vraiment de la définition du trou du cul du monde. Octopus Quichotte est un bon médecin, un vieux médecin aussi, usé et très... pointilleux. Ce n'est pas qu'il déteste les Roumains, les Arabes, les

Noirs, les homosexuels, les enfants qui crient trop fort, les enfants qui ne crient pas assez, les fibromyalgiques, « les profiteurs et les assistés », le président, etc. Non, ce n'est pas cela, non, mais « tu comprends, le monde part en sucette... ». Le soir, quand je rentrais de stage, je détestais le monde entier. Méfiez-vous des gens blasés : c'est contagieux. Ça vous prend comme la peste et ça vous met des bubons sur le cœur. Un jour, en sortant de la maison d'un malade, on croise une femme noire dans les rues de J., elle tient son gamin dans les bras et l'emmène à l'école. « Même ici, ils sont là... » lâche-t-il, l'air désespéré. Je pense à ma sœur adoptive. Sa peau est plus noire que les rayures les plus sombres d'un tigre bengali. Ce soir-là, je l'ai appelée pour lui dire de me faire plein de petites nièces et de petits neveux noirs. Avec eux, j'irai à J., sous les fenêtres du bon Docteur Octopus, danser la bamboula en portant des ceintures de bananes autour de la taille, des os dans le nez, et en faisant semblant d'égorger un poulet.

— J'en serai ! s'écrie la femme-oiseau-de-feu. Si c'est possible, j'en serai !

Je tends ma main, elle la serre. Nous avons un deal.

J'aime ma sœur et ses rayures noires. Ma crinière, presque blanche à force d'être blonde, lui sied comme un sautoir de perles à Joséphine Baker. Elle est la panthère orpheline recueillie dans une famille de lions.

– J'ai une autre grande sœur, dentiste.

La femme-oiseau-de-feu roule de grands yeux pleins d'effroi. Je m'insurge :

– Mais pourquoi les gens ont-ils si peur des dentistes ?

– Devine, petit malin ! Un endroit où on doit ouvrir la bouche et avoir mal… Voilà un concept très peu vendeur !

– Mais vous ne connaissez pas mon dentiste : 1 m 60, des yeux bleus, un sourire à faire pleuvoir dans le Sahara. En plus de ça, si vous avez quatre ans, elle vous apprendra à faire du vélo et à écrire des poèmes. Je pourrais vous dire qu'elle est gentille, mais ça, on s'en fout. On veut qu'elle soit douée et ne fasse pas mal. Elle l'est. Elle a un grand tableau blanc dans sa salle de soins. On s'assoit. Elle prend un marqueur noir et, comme elle le fait avec tous ses patients, elle explique : « Alors, voilà ta dent. Je vais faire telle manipulation dessus, pour telles et telles raisons. Là, tu n'auras pas mal. Là, tu auras mal, pour telles et telles raisons. Je ne pourrai pas faire autrement. Entendu ? » Elle se retourne. Elle sourit. Il pleut au Sahara. La leçon dispensée par ma dentiste : soigner commence par une bonne explication. Et si en plus on a le super-pouvoir de reverdir le désert d'un sourire, c'est encore mieux.

– Vous voyez-vous souvent ?

– Oui, le week-end.

J'esquisse un sourire en repensant au dernier repas familial. Dans la vie, je prononce tout le temps cette phrase : « Il y a des choses plus graves dans la vie. » Cela horripile mon entourage. Particulièrement mes sœurs. Il y a, toujours, plus grave, plus terrible et plus malheureux dans la vie. Question de point de vue. Mais la maladie destructrice, la mort assassine, la vie puissante maintiennent votre tête bien droite, tournée vers ce petit quelque chose appelé « l'Essentiel ». Mes sœurs préparaient une tarte depuis une heure quand elles la renversèrent sur le sol et pestèrent.

Pensant à la femme-oiseau-de-feu, j'ai dit :

– Ça va, il y a des choses plus graves dans la vie.

Elles m'ont fusillé du regard.

J'ai raison, elles le savent, mais à ce moment précis, pour elles, rien n'est plus grave…

Pourtant, on était là, elles et moi, dans la cuisine. On était vivants, la journée nous appartenait pour se remettre à l'ouvrage. Tout nettoyer et tout recommencer. Ce n'était pas du temps perdu ou gaspillé puisqu'il serait passé ensemble.

Il y a des milliers de chambres 7 et des milliers de patients : ils adoreraient rater une tarte et tout recommencer avec les gens qu'ils aiment.

Au même instant, sortie SAMU.

Ils sont quatre dans la voiture :

– Chef Pocahontas, en pleine concentration ;

– Brigitte, qui prépare les seringues, sans trembler ;

– L'ambulancier, confiant, pied au plancher ;

– Frottis, clipant les électrodes sur les fils, prête à les coller sur le torse du patient.

Elle tremble un peu : il faut dire que le pompier, à la radio, ne cesse de répéter la même phrase : « Homme, cinquante-quatre ans, arrêt cardiaque après accident de la voie publique, grosse plaie du cuir chevelu ! »

Toujours la même phrase avec la même urgence dans la voix : « Homme, cinquante-quatre ans, arrêt cardiaque après accident de la voie publique, grosse plaie du cuir chevelu ! »

Et Frottis de se répéter : « Homme, cinquante-quatre ans, arrêt cardiaque après accident de la voie publique, grosse plaie du cuir chevelu ! »

Avec une nuance : « Tu vas y arriver, tu vas y arriver, tu vas y arriver ! »

Frottis a envie de sauver des vies et aimerait sacrément commencer aujourd'hui.

L'ambulancier freine, les portes s'ouvrent, l'équipe s'élance au pied de guerre : la chef en mode grand manitou, Brigitte une seringue dans chaque main, en mode machine de guerre, Frottis en mode disque rayé :

« Tu y arriveras, tu y arriveras, tu y arriveras ! »

Tout à coup, Pocahontas lève le poing, stoppe l'équipe :

– Ne vous pressez pas, c'est fini.

Elle leur montre un morceau d'escalope sur le bord de la route.

– Qu'est-ce que c'est ? demande naïvement Frottis.

– L'hémisphère cérébral droit, annonce posément chef Pocahontas avant de se tourner vers les pompiers : « Quel est le CON qui parlait d'une plaie du cuir chevelu ? »

Puis, à Frottis :

– Sache-le : la médecine a ses limites. On abandonne dans trois cas de figure : décomposition manifeste, rigidité cadavérique. Et le troisième ? T'en souviens-tu ?

– Tête décollée du cou de plus de… Je ne me souviens plus du nombre de centimètres.

Chef Pocahontas fusille les pompiers du regard et lâche :

– C'est trente centimètres, mais méfie-toi, les hommes se vantent vraiment beaucoup…

Un peu avant 8 heures, en haut, chambre 7.

– Quel est ton surnom à l'hôpital ?

Je rougis.

– J'en ai plusieurs. En ce moment, c'est « 30 millions d'amis ».

– Pourquoi ?

– Lors de mes dernières sorties avec le SAMU, il m'est arrivé des phénomènes étranges avec des animaux.

Elle bat des mains :

– Raconte-moi !

– Ce n'est pas très gai…

Elle hausse les épaules, frappe ses mains :

– Ton histoire !

Tant pis, elle l'aura voulu.

– Pendant des années, j'ai eu une peur bleue des chiens. Un jour, nous partons avec l'équipe pour un petit gars de trois ans. Crise d'épilepsie. Lorsque nous arrivons chez lui, le petit convulse depuis vingt et une minutes. Il a inhalé dans ses poumons tout son repas. Il est en train de mourir.

Je stoppe mon récit : je ne lui parlerai pas de la mère choquée, des gestes héroïques de Brigitte, de la détresse de l'ambulancier, solide gaillard dont je croise le regard effondré.

Je lui parle du chien de ce petit gars de trois ans, cet énorme doberman, mélange du chien des Baskerville et de la bête du Gévaudan.

– Il nous accueille sans un aboiement, la queue entre les jambes, ouvrant le chemin. Cinq personnes débarquent, mais le molosse ne bronche pas. Pire, il pleure. Il tourne, retourne derrière la fenêtre, nous observe autour du corps de son petit maître et il geint, il gratte, il gémit à n'en plus finir.

Il devine, déjà, que tout est fini, il le sait avant nous, avant le destin même. Cela a quelque chose de déchirant et de mystérieux…

Je n'aime pas les mélodrames, je poursuis :

— On arrive au moment où je dois obligatoirement vous parler de Brigitte… Si Rambo a un bandeau, c'est parce que c'est une femme et qu'il s'appelle Brigitte !

Frisée, un bandeau, brune. Sous les cheveux un sourire pudique. Toute douce l'infirmière. Qualité rare, elle apaise : elle dit/fait/pose les mots/les gestes/les ambiances qui vous rassurent. Comment ? Je ne sais pas, mais, petit garçon, j'y vois un soupçon de magie.

Elle efface ce qu'il y a de mauvais : avec elle, dans la vie, on se sent moins méchant.

— C'était une intervention très difficile. Trois hommes : l'ambulancier, le médecin et votre serviteur à tête de lion. Une infirmière : Brigitte. Une patiente : quatre ans, deux couettes, un body bleu. Ce jour-là, les trois hommes sont tétanisés : mauvais timing, mauvais jour, mauvais karma. Nous sommes comme des enfants effrayés par quelque chose qui s'appellerait la Mort et ressemblerait à une petite fille de quatre ans.

Brigitte a pris les choses en main, elle a resserré son bandeau et regardé la Faucheuse droit dans les yeux avec ce même coup de mâchoire que Sigourney Weaver dans *Alien 2* quand Ellen Ripley lance au monstre cette phrase devenue culte « Ne la touche pas, sale pute ! » Brigitte, ses gestes minutés à la perfection signifient « Pas aujourd'hui ! ».

– Elle dicte ses ordres, prépare ses mélanges, enfile ses perfs, tapote la veine, l'attrape du premier coup comme un coup de fusil en pleine poire. *Head shot.* Elle a été le colonel triomphant d'une bataille qui s'engageait mal.

Brigitte. Infirmière. Frisée, un bandeau, brune.

Sous les cheveux, une vraie machine de guerre contre la Mort.

La femme-oiseau-de-feu s'inquiète :

– Vous les avez sauvés ? La gamine de quatre ans au body bleu ? Et le petit épileptique ?

– Bien sûr ! Ils vont mieux. Grâce à Brigitte.

C'est un mensonge. Tant pis. La fin justifie les moyens : je refuse de l'attrister. Persuadons-la de la réalité des miracles. J'enchaîne immédiatement, car le secret d'un mensonge réussi est de ne pas s'appesantir dessus :

– Dans la série « les animaux font des trucs bizarres » quand ils aiment, la suite ! Je craignais les chiens… Et je haïssais les oiseaux. Je les imaginais sales sous les plumes, prêtais un air haineux à leurs petits yeux… Jusqu'à ce fameux jour : il est midi, nous tentons de réanimer ce vieil homme de quatre-vingt-trois ans. Je masse. Je suis un beau diable qui s'échine. Derrière moi, Chef Pocahontas. Un pépiement ridicule retentit toutes les trois secondes exactement. Il ressemble au son strident d'une carte d'anniversaire musicale. Vous savez, celle qui fait « Turlututu Machin » à l'ouverture.

Je demande aux pompiers :

– Vous pourriez débrancher ce truc ?

– On ignore d'où ça vient !

Nouvelle stridulation. Ça vous vrille les tympans en deux et c'est vraiment déplacé dans ce contexte. Je me tourne vers Solide Gaillard, un ambulancier. Il a le don de vous transporter d'un point A à un point B distant de 34 km en 10 mn 43 sans provoquer la moindre nausée (les sueurs froides, par contre…). Je jure :

– Putain, c'est insupportable.

Sans rire : un Homme se meurt et un « Turlututu-Machin » ridicule scande chaque massage.

Chef Pocahontas annonce :

– C'est fini. On arrête.

À cet instant, le « Turlututu Machin » s'interrompt. Net. Plus rien.

– Enfin ! Pas trop tôt…

Je me redresse, Solide Gaillard enlève ses gants, Brigitte range ses seringues : elles n'ont servi à rien puisque le patient est mort.

Derrière une pile de livres, près de la fenêtre : un ridicule canari. Il va et vient le long de son perchoir. Petite boule jaune et minuscule.

C'était fini, le combat s'arrêtait maintenant. Il a donc cessé de chanter. Ce n'était pas électronique, c'était organique : pas un caquetage, mais un encouragement.

Je n'aimais pas les oiseaux. Je me trompais, peut-être.

La femme-oiseau-de-feu approuve d'un mouvement de tête. Sans doute suis-je comme cet oiseau : mes contes sont des « Turlututu Machin » qui l'exhortent à vivre.

J'ajoute :

– Les fourmis sortent pour éviter l'ensevelissement, les serpents tapent contre le verre de leur vivarium, les éléphants s'enfuient, les grenouilles arrêtent toute copulation. Seuls les Hommes restent inactifs quand la catastrophe arrive. À Pompéi, dans leur gangue de cendre volcanique, des corps sont enlacés sur un lit, en train de faire l'amour. Moralité ? On est plus cons que les grenouilles.

– Moralité ? C'est insupportable un volcan ! Prenez-le et versez-y de l'eau. Ça doit bien exister, des extincteurs à volcan !

On parle voyage. L'avion, pour elle, c'est hors de question :

– Je les déteste. Ça ne fonctionne pas, ces grosses baleines en l'air. Tout le monde le croit, mais c'est faux…

Elle avait peur des avions, peur des bateaux, elle ne voyageait qu'en train. Un jour, un caténaire a pris feu, le wagon dans lequel elle dormait a déraillé.

Aucun mort, mais quelques blessés. Depuis, elle ne pose plus un pied dans un transport en commun.

– Si j'arrive à monter sur un bateau, j'irais en Afrique, au Kenya, voir le cou des girafes se baisser vers le sol. C'est merveilleux, l'Afrique, tout a commencé là-bas. Depuis le départ du père de Thomas, je rêve qu'un Kenyan gigantesque m'emmène au milieu de la savane et secoue mon corps de bas en haut.

– Docteur Ubuntu est sénégalais. Il pourrait faire « trembler votre monde », il le fait pour les internes ! À nous deux, on le persuadera !

– Le persuader ?

Elle montre sa blouse avec, dessous, son ventre gonflé par la maladie et ses seins tout flétris :

– Qui dirait non ? Avec un corps pareil ?

L'auto-dérision est sa dernière liberté. Il n'y a pas grand-chose de drôle dans sa vie en ce moment.

9 heures, en bas.

Jusqu'à midi, je serai dans le service des Urgences appelé UHCD. Aucun rapport avec une banque suisse, c'est l'abréviation de « Unité d'hospitalisation de courte durée ». On y met le patient qui a « le cul entre deux lits d'hôpital » : trop instable pour monter dans un service, mais trop stable pour rester aux Urgences. J'aime bien l'UHCD : on a la fin de l'histoire. Aux Urgences, les patients viennent puis repartent. Chez eux ou dans les services. On ne sait pas ce qu'ils deviennent : vie ? mort ? guérison ? aggravation ? Mystère... Pire : on ignore qui était vraiment le coupable. Staphylocoque ou streptocoque ? Pancréatite aiguë ou cholecystite ? Etc. C'est un Cluedo dont l'énigme reste irrésolue.

À l'UHCD, on sait « qui », on sait « comment » : fer à cheval, corde ou chandelier. On a toutes les réponses.

Mon deuxième patient, je l'ai appelé Crusoé. Il est coincé sur une île déserte. Déserte et désertée. Dix-huit ans, conducteur malheureux. A gagné l'Euromillions des fractures.

Son corps est un sac à osselets qui fait « drelin-drelin » quand on le secoue.

Il sera opéré dans la matinée.

L'infirmière de nuit :

— Il veut son téléphone, pour appeler sa copine. Il est perdu. Il ne sait pas... Il me dit : « Heureusement, j'étais seul dans la voiture. » Tu te rends compte ?

Non, grande duduche, je ne me rends pas compte. Personne ne peut.

— Tu veux aller le voir ?

Moi, noyant le poisson :

— Il est stable ?

— Oui. On attend le feu vert du bloc. Tu veux le voir ?

— Non. Pas ce matin.

Je ne veux pas voir Crusoé, dix-huit ans, chambre 2, au fond de son lit, conducteur du véhicule.

Crusoé, qui fait « drelin-drelin » quand on le secoue et qui répète au personnel : « Heureusement, j'étais seul dans la voiture. »

L'amnésie des faits – commune chez le traumatisé crânien ou dans le syndrome post traumatique – n'empêchera jamais qu'à dix-huit ans il n'y a pas d'autre amour que le Grand Amour, même si celui-ci ne dure jamais très longtemps…

Sa copine, la passagère du véhicule, dix-sept ans, est morte sur le coup.

(Rectification : à l'UHCD, parfois, nous n'avons pas toutes les réponses.)

Je pense à Crusoé. Je suis vraiment stupide de conduire au-dessus des vitesses autorisées. Je me suis toujours dit que j'allais mourir jeune dans un accident de voiture. Réflexion idiote, bien sûr… Mais j'ai la certitude que, un jour, ce sera pour ma pomme.

Je l'ai expliqué à la patiente de la chambre 7, la femme-oiseau-de-feu.

Elle me jette des regards noirs. La moribonde, ici, c'est elle ! Chacun son rôle dans le petit théâtre de la comédie humaine. Elle veut me voir rendre l'âme centenaire.

– Fais attention, me demande-t-elle.

Je pilote mal. Mes amis disent « de façon sportive ». En réalité, elle est brusque et très bruyante.

Ces trois derniers mois, quand des gens montent dans ma voiture, ils s'étonnent du volume de la musique :

— Écoutes-tu toujours la musique aussi fort ?

— Non, non...

Seulement depuis mon stage en soins palliatifs. Même, parfois, aux feux rouges, je danse (« gesticuler » est un terme plus approprié). J'ai l'air d'une grande folle surexcitée et sous acide. Je m'en fous. La seule conclusion que j'ai tirée de six mois en soins palliatifs ? Si tu peux mettre la musique à fond, mets la musique à fond. D'ailleurs, cette leçon marche pour d'autres choses que la musique... Quand tu peux faire des claquettes, tu fais des claquettes. Même dans un couloir d'hôpital, même si cela signifie perdre définitivement toute dignité aux yeux de la femme de ménage. Tout est bon pour ne pas penser à la patiente de la chambre 7 : faire des pas de côté, danser au bord du précipice.

Sans rire : si, un jour, vous croisez un fou qui danse au feu rouge, dans sa petite voiture argentée, soyez indulgent, c'est peut-être moi. Ou, mieux que de l'indulgence : dansez aussi derrière vos vitres.

J'en parlerai à la patiente de la chambre 7, après l'avoir narguée un peu :

— J'écoute vos conseils, je danse, je m'amuse.

Elle sera apaisée.

Puis je lui raconterai des blagues de carabins avec des prostituées borgnes et des nains en short pour la choquer un peu. Elle ouvrira de grands yeux outrés. Même mourante, elle n'échappera pas à mon humour douteux.

10 heures, UHCD

Le moral plombé par Crusoé, j'entre dans la chambre d'à côté : M. Chopin, quatre-vingt-six ans, hospitalisé pour une douleur thoracique. Bon examen, bonne échographie, bon diagnostic, mauvais pronostic : je n'ai jamais rencontré quelqu'un aussi heureux d'apprendre qu'il a une dissection aortique non opérable.

Il sourit. On lui explique « en gros » comment son aorte risque de s'ouvrir à tout moment et de se vider dans l'abdomen. Il sourit.

Ne serait-il pas dément ? Les infirmières ne savent pas. Allongé sur son lit, il paraît satisfait de son sort.

Sa fille au téléphone : non, M. Chopin n'est pas fou ; oui, il a toute sa tête.

Pourquoi n'est-il pas abattu ?

M. Chopin, quatre-vingt-six ans, est resté un peu jeune homme : il est amoureux.

Après soixante-quatre ans de mariage, sa femme est morte il y a neuf jours.

Et moi, pauvre ingénu qui m'inquiétais pour rien, alors que je viens de lui apprendre que son deuil ne durerait pas trop longtemps. Sa dissection n'est pas aortique, elle est romantique.

Il est 10 heures du matin, récapitulons les acteurs en présence :

— un interne jouant des claquettes pour se moquer de la Grande Faucheuse ;

— un jeune amoureux qui s'apprête à avoir le cœur brisé ;

— un vieil amoureux très heureux d'avoir le sien au bord de l'explosion.

Ce qui revient logiquement à évoquer une partie du panthéon hospitalier :

— à ma droite le Petit Dieu Des Jeunes Amoureux : divinité médiocre et négligente,

— à ma gauche : le Petit Dieu Des Vieux Amoureux : tendre et bienveillant, il fait pousser des dissections aortiques dans le thorax des vieux amants en deuil.

Dans les deux cas, la mort gagne, mais avec plus ou moins d'élégance...

Un peu plus tard, je m'occupe d'Éponine Étain, quatre-vingt-douze ans. Elle a chuté hier soir et s'est cogné la tête contre un meuble. Quand on est jeune, les meubles adorent attirer les petits orteils. Quand on est vieux, le front est un mets de choix pour les coins d'étagères.

La patiente est terrorisée.

Pourquoi ?

Elle souffre d'une surdité et d'une cécité bilaté-rales totales.

Imaginez-vous vous réveiller, seul, dans un endroit inconnu, une pièce noire… On vous touche, mais vous ne savez pas qui… On vous parle, mais vous n'entendez rien…

Je recule : elle est sur son lit, je suis debout, j'ignore quoi faire.

La rassurer ? Elle n'entend pas. Je hurle à deux milli-mètres de son oreille, elle reste absolument indifférente.

Lui tenir la main ? Elle ne sait pas qui je suis. Elle est là, dans une pièce où la nuit est tombée depuis long-temps… et ma main inconnue agripperait la sienne ?

Non, impossible.

Elle agite sa tête, à droite, à gauche, son corps aussi. Elle s'inquiète.

Quelle conduite adopter ?

Tout à coup, on toque timidement à la porte. C'est son époux, un vieil homme élégant. La dame au coquard est mariée depuis soixante et onze ans avec cet homme au chapeau.

Éponine, quatre-vingt-douze ans, surdité et cécité bilatérales totales, sourire de contentement, tourne la tête vers la porte :

– Ah ! Te voilà !

Elle ne peut pas le voir, elle ne peut pas l'entendre. Mais elle sait qu'il est là. Sa présence la rassure, la réjouit.

– Ah ! Te voilà ! redit-elle.

Sans doute la plus belle phrase de la matinée.

11 heures.

Ce matin, justement, les vieux se donnent rendez-vous à l'hôpital. La huitième plaie d'Égypte. Une invasion de sauterelles en déambulateur. Je n'ai rien contre, seulement j'en ai encore deux à examiner et je n'aurai pas le temps de grimper au cinquième étage pousser ma gueulante parce que la femme-oiseau-de-feu n'aura pas mangé...

J'appelle Frottis en renfort. J'ai besoin de précisions et c'est elle qui a reçu Georgia Auxide. Elle a quatre-vingt-huit ans et nous a été adressée hier soir par son médecin traitant. Au téléphone, celui-ci expliquait à ma co-interne :

– Je n'ai pas eu le temps de voir la patiente, mais sa fille évoque un comportement très étrange, je pense à un syndrome confusionnel. Éliminez un désordre hydro-électrolytique, un fécalome, un globe urinaire ou un AVC...

Frottis, de lui répondre :

– Envoyez, je gère.

Georgia est arrivée. Confuse. Très confuse même.

Frottis a l'habitude de ce genre de confusion : en douze secondes exactement elle a reconnu les symptômes et s'est tournée vers Chef Pocahontas en lui livrant son diagnostic :

— La patiente, celle qui a quatre-vingt-huit ans, elle est ronde comme une queue de pelle.

Les résultats biologiques sont sans appel : alcoolémie : 3,6 gr.

Il y a un peu de sang dans l'alcool de Mamie.

Quand je l'examine à 11 heures, Georgia va mieux. Elle décuve tranquille. J'appelle sa fille, celle-ci est catégorique :

— Ma mère n'a jamais bu un seul verre en quatre-vingt-huit ans.

Les super pouvoirs n'existent pas : Georgia n'a pas celui de distiller du whisky dans son estomac vieillissant...

Je lui prends la main :

— Alors Georgia ! Que s'est-il passé ?!?

Elle se confond en excuses :

— Je suis tellement honteuse. J'étais chez moi, je pensais à une amie décédée deux jours plus tôt. J'avais froid, j'étais triste, j'ai trouvé cette bouteille d'armagnac, je n'avais jamais essayé l'alcool. J'ai bu un coup, je n'avais plus froid. Au bout du troisième, je n'étais plus triste. À partir du quatrième, je ne me souviens plus de rien. Je regrette tellement de vous causer du souci...

— Ce n'est pas grave, Georgia, ce n'est vraiment pas grave !

Elle demande pardon encore trente-six fois, je suis gêné, je n'aime pas quand une personne âgée s'excuse de s'être sentie seule...

— Est-ce normal d'avoir si mal à la tête ? m'interroge-t-elle.

Une première gueule de bois et autant de rides sur le visage… On pourrait construire un beau soufflet d'accordéon avec la tête de la vieille dame.

12 heures, en bas.

La matinée se termine, je n'ai pas eu le temps de remonter vers la femme-oiseau-de-feu. Je quitte l'UHCD et réintègre mon poste aux Urgences. J'appelle Blanche, elle est avec elle :

— Je passerai en fin d'après-midi. C'est plein à ras bord ici, tous les vieux sont venus. Ils ont cru à un congrès du quatrième âge. Comment est-elle ? A-t-elle mangé ?

— Toujours pas.

— Tu l'as engueulée ?

— Un peu.

— Un peu n'est pas suffisant. Dis-lui ça : je rugirai si elle n'avale pas son foutu complément alimentaire. Je me moque de savoir si elle a faim ou pas. Force-la.

Silence gêné.

— Je ne peux pas rester davantage, dit Blanche. Frottis me relaie. Elle est au courant. Elle a même écrit ses propres chroniques hier soir.

— Et toi ?

— Il ne m'arrive jamais rien, donc je lis des extraits de ton carnet. Celui où tu racontes ta première gazométrie.

– Parfait. C'est drôle. Il faut des histoires drôles. Tu la fais rire aux éclats et, quand elle a la bouche bien ouverte, tu lui enfonces son multivitaminé dans le clapet.

Je raccroche. Je ris en me souvenant de l'histoire.

M. Rivière a soixante-dix-huit ans. Je dois lui prélever du sang au niveau de l'artère radiale. Une première « gazo », c'est comme un dépucelage : c'est inévitable, souvent douloureux, parfois raté, mais, une fois débarrassé, on est soulagé et on veut recommencer.

Me voici donc, seringue et aiguille prêtes à maltraiter le poignet du gentil M. Rivière, quand quelqu'un frappe à la porte. Je pense : « C'est un comble ! On ne peut pas perdre sa virginité tranquille dans cet hôpital ! » Mais je dis : « Entrez ! »

Tiens ! C'est le Pr Rivière, grand professeur à la faculté et, accessoirement, mon nouveau chef de service… Tiens ! Il tapote la main de M. Rivière, l'embrasse sur le front, s'enquiert de ses nouvelles. Tiens ! C'est vrai que M. Rivière et le Pr Rivière ont le même nom de famille…

– Il a horreur des aiguilles. Ça ne vous dérange pas si je reste pendant que vous prélevez mon père ?

Je pense : « !& :€314116,?!'@arrhhh », dont le sens littéral le plus proche est : « Tant qu'on y est, ne voudriez-vous pas aussi me fouetter avec une pelle ? »

Mais je dis : « Bien sûr que non, vous pensez ! »

Deux minutes plus tard, dans l'ascenseur qui descend au laboratoire, je brandis haut la seringue telle la Liberté guidant le peuple son étendart.

Je ne dis pas que M. Rivière y a pris du plaisir, mais j'ai été rapide : le sang est monté de suite.

Les portes s'ouvrent, l'aide-soignante me surprend en train de danser la samba. J'ai l'air béat de l'idiot qui s'est fait déniaiser.

14 heures, en bas.

Je regarde ma montre. Mon amie est là-haut, elle raconte nos histoires. L'esprit tranquille, je me jette dans le bain.

Un mystère hante tous les services d'Urgences : un jour, on reçoit pléthore de patients souffrant du ventre. Peu importe la pathologie exacte (appendicite aiguë, sigmoïdite, ulcère à l'estomac, etc.), ce sera de la gastro-entérologie. Le lendemain, ce sera la foire à l'AVC. De la neurologie en pagaille. Puis viendra le défilé des entorses de cheville, des bras et des cols du fémur cassés en deux.

Chaque journée a son thème. Des statisticiens devraient se pencher sur le phénomène. Comme si les maladies frappaient par vagues d'une même couleur.

Inexplicable.

Si, le lundi, c'est raviolis, aujourd'hui, c'est gériatrie.

« Gériatrie » : quel horrible mot. On dirait un gâteau sec oublié au fond d'un placard. Comme les vieux. On les entrepose dans des maisons. On les oublie. L'été, on les laisse se dessécher et mourir. Ils nous font chier. Ils sont lourds à porter. Ils dérangent. Dans une société où l'individu vaut avant tout par sa productivité horaire, que peut-on attendre d'un vieux croulant ? Rien… Si ce n'est nous rappeler que l'Homme, même civilisé, même fort de toute sa technologie et de toutes ses techniques médicales, reste un singe évolué qui se fait pipi dessus à la fin de sa vie.

Vieillir est affaire de gravité. On est fatigué d'être debout. L'horizontale du sol nous tend les bras, on s'y laisse tomber, le bipède redevient quadrupède, gravit à rebours l'échelle de l'évolution. On se couche guenon ou chimpanzé.

J'aime les vieux. Infiniment. D'ailleurs, l'après-midi finissant allait me donner deux bonnes occasions de me souvenir de la beauté qu'il y a à se retrouver singe.

18 heures, Frottis, loge numéro 4.

Frottis est appelée par M. Storien, quatre-vingt-dix-huit ans, coincé entre un vieillard constipé et un autre dément.

Le papi de la 4 veut parler, elle hésite : pas le temps, et pas envie non plus… Elle m'a promis de monter tenir compagnie à la patiente de la chambre 7 et refuse d'être en retard.

Elle tire à pile ou face. Pile : elle s'assoit sur une chaise.

Frottis a vingt-sept ans : quelques succès, quelques échecs, plusieurs copains, de bons souvenirs, des amis solides, un livret A à la banque, une pièce pour tirer à pile ou face. Une vie sans anicroches.

Papi Storien :

— Je parlais français, allemand, polonais et yiddish. J'étais en Pologne à la fin de la Seconde Guerre mondiale.

Le cœur de Frottis a un sursaut : la Pologne, ça lui parle. La Seconde Guerre mondiale aussi.

— Un linguiste, ça courait pas les rues. Mon boulot ? Aller de village en village, mandaté par la population, pour chercher et identifier les disparus.

Frottis écoute, pâle et statufiée.

— Je mettais un nom sur les corps. Je les rendais à leur famille en enquêtant sur leur origine. C'était important, petite, de les sortir de la boue et de l'oubli.

Le temps se fige.

Ma co-interne entend, bouleversée, le récit des origines : sa famille est enterrée là-bas, dans le sol gelé de la Pologne.

19 heures, en bas.

Fin de la journée, M. Korée, quatre-vingt-six ans, attend depuis un moment dans les couloirs de l'hôpital. J'ignore pourquoi il est là. Je finis bientôt mon service et je suis pressé de monter au cinquième. M'occupant déjà de M. Madeleine, plaie au front, je passe et repasse devant M. Korée sans vraiment le voir... Il attendra que je termine avec ma suture du scalp.

A priori, il n'est pas d'accord, car il agrippe ma blouse et chevrote :

— Dis-moi, petit, il faudrait que j'aille changer l'eau des olives...

Moi, pressé, en parlant haut comme on parle haut à tous les vieux, même à ceux qui ne sont pas sourds :

— VOUS ÊTES AUX URGENCES. VOUS VOUS OCCUPEREZ DE VOTRE JARDIN PLUS TARD !

— Pas la peine de crier, je ne suis pas sourd ! Et je ne vous cause pas de mon potager (il désigne son pelvis d'un index rageur), je vous cause que j'ai envie de pisser !

Ah ! Ces olives-là...

J'appelle Frottis et lui raconte le coup du jardinier dans le couloir. Elle rapporte l'anecdote à la patiente de la chambre 7. Je les entends rire au téléphone.

— Tu t'en occupes bien ?

— Je gère.

Voilà Frottis et son mot fétiche : en toutes circonstances, elle gère.

– Je lui parle de la scène de l'autre jour, quand tu as tapé dans l'œil de cette grand-mère.

– Reste fidèle à la vérité, sinon je lui raconterai d'où te vient ton surnom…

– Je ne vois absolument pas de quoi tu parles… Quant au reste, tu m'as demandé de la faire rire. Moi, ton histoire, je l'aime et je ris à chaque fois.

Cette histoire de grand-mère amoureuse, c'était en revenant d'une intervention SAMU particulièrement difficile. Je tire une gueule de six mètres de long, Frottis décide de me remonter le moral et m'attrape par le coude :

– Allez viens, j'ai une patiente sympa. Elle chante.

Mme Kosmou, quatre-vingt-neuf ans, démente, dans sa chambre, nous accueille en entonnant *La Marseillaise*.

Là, gros pétage de plombs, je chante avec elle, main dans la main. Frottis aussi. Alors Mme Kosmou nous prend au dépourvu et attaque *Ah, le joli vin blanc* dont je ne connais pas les paroles.

On essaie de la suivre, mais en yaourt. Ambiance. Finalement, Mme Kosmou s'interrompt, me fixe, approche son visage du mien et crie :

– Oh ! Qu'il est beau ! Mon Dieu, qu'il est beau !

Moi, après l'intervention un peu dramatique, je me réjouis de plaire à une Mamie démente de quatre-vingt-neuf ans… Il n'y a pas de petit plaisir dans la vie (comme disait Sade).

– Ces yeux verts ! De beaux yeux verts, ça oui…
Et là, devant l'équipe et moi pas peu fier d'avoir
de beaux yeux verts :

– À mon avis, il a une toute petite queue !
Éclat de rire général. Et Mme Kosmou de nous
faire une description anatomique détaillée de mon
appareil reproducteur…

Lorsque j'étais externe, j'ai reçu au service de gériatrie un très grand architecte : une dame élégante et
ronde, répondant au doux nom de Mme Flamel.

J'avais vingt-quatre ans à l'époque, et une vague
idée de la vieillesse. Le nez dans mes dossiers, j'ai
entendu les battants de la porte s'ouvrir. C'était Mme
Flamel, posée dans son brancard. À l'horizontale du
monde. Elle était restée allongée vingt-huit heures
avant d'être ramassée.

Mme Flamel et moi, nous avons tout de suite
accroché. J'ai pris soin de Mme Flamel. Elle avait
envers tout le personnel la même tendresse qu'une
figue sous le soleil méditerranéen, les rides avec. Ses
enfants lui apportaient des fraises et des chocolats.
Elle nous les offrait tous.

Le lendemain de son hospitalisation, elle insistait
déjà pour aller au fauteuil.

On a basculé son petit corps potelé vers le fauteuil. Elle nous y a aidés, agrippant nos bras, poussant quand nous tirions, haletant avec nous.

Ho hisse ! Ho hisse ! On y est arrivés. Ensemble.

Elle est passée au premier étage du monde : le fauteuil.

Une semaine après, elle en a eu marre : le fauteuil/le lit, le lit/le fauteuil, il lui fallait davantage. Elle désirait du vertical, du perpendiculaire sous la plante de ses pieds, saisir l'axe du monde et s'y tenir.

Ho hisse ! Ho hisse !

Elle l'a fait. Difficilement, mais elle l'a fait. Elle se tenait droite : deuxième étage du monde. Elle a fait un premier pas. Le lendemain : un autre. Une semaine après, elle marchait et prenait, seule, les escaliers, montant et descendant.

Puis, un jour, elle est venue à moi :

— Vous pourriez m'aider à attraper ma valise ? Il y a un pull dedans.

Elle s'était promenée devant l'hôpital. Pour nous, c'était l'entrée ; pour elle, la sortie. Elle avait conquis son « Capitole » par la seule force de sa volonté. Je l'avais regardée, je lui avais dit qu'elle était extraordinaire.

Quelque temps plus tard, j'ai jeté Mme Flamel du haut de la roche Tarpéienne.

Près d'elle, j'ai sorti un long papier avec des cases et des dessins. Un test obligatoire pour évaluer ses fonctions cognitives.

— Qu'est-ce que c'est ?

Elle a ri de mes explications.

— Mon petit, tout va bien de ce côté-là, je ne suis pas encore une vieille zinzin.

Question numéro 1 :
– Dans quelle ville sommes-nous ?
Haussement d'épaules :
– Je n'ai jamais été bonne à ce jeu-là.
Elle, qui fixe toujours droit dans les yeux son inter-
locuteur, détourne sa tête vers ses pieds.
– En quelle année ?
– 2003 ? Non, attends, 2006 ? Je…
Son sourire disparaît, elle rattrape mon regard et,
d'un air d'absolue défaite :
– Je ne me souviens plus, mon petit.
J'ai détesté ce que je venais de faire à cette femme.

20 heures, dans l'ascenseur.

J'ai fini de suturer M. Madeleine. Cette rencontre
était… étrange… Elle a fracassé la petite cathédrale
molle derrière mon sternum.

La journée avait commencé à 7 h 30 avec une
vieille de quatre-vingt-dix-sept ans. Hormis Crusoé
sur son île déserte, elle s'est poursuivie, de personne
âgée en personne âgée, jusqu'à 20 heures, où j'aurais
tué pour recevoir un gamin à la cheville pétée ou une
petite avec un bon mal au ventre.

Je pousse la porte du box 4, je le vois : M. Madeleine, allongé sur le brancard, le crâne défoncé par sa
chute, les yeux bleus perçants. Une vieille tourterelle
perdue. Il me bouleverse, me fait oublier immédiatement la gamine de onze ans en train de vomir ou

le footeux à la cheville foireuse. À cause de son parfum. M. Madeleine sent Moïse, mon grand-père. Le temps de ma couture, quand il me croit en train de lui rendre service, cet homme ignore cette vérité essentielle : ce qu'il m'offre vaut tellement plus que ce que je lui rends en points de suture. M. Madeleine de Proust m'offre la chance de redevenir l'enfant de six ans sur les genoux du vieux Moïse.

La loge 4, pendant 24 minutes 17 secondes exactement, m'a rendu mon vieux. L'homme qui sentait le grenier, l'armoire bien rangée, le tourne-disque en bois et l'eau de Cologne. La journée a eu pour thème : « J'ai plus de quatre-vingt-dix ans et j'ai décidé de fêter ça aux Urgences… pour rappeler à un interne blasé qu'on est vraiment, tous et toujours, le petit garçon d'un vieux. »

Un peu après 20 heures, en haut.

Encore tout bouleversé, j'entends, par l'entrebâillement de la porte, la femme-oiseau-de-feu demander à Frottis :

– Que s'est-il passé ?

– Mme Athanor se pointe au cabinet : « Bonjour Docteur, je faisais l'amour, et mon ami a perdu son alliance. »

– Et alors ? Cherchez sous le lit !

Madame Athanor inspire profondément avant de poser une main sur son bas-ventre :

— Non, docteur, il a perdu son alliance.

— Ah ! Installez-vous, détendez-vous, on va regarder.

Petite leçon pour les patients : l'utilisation du « on » pour les touchers rectaux et vaginaux dépersonnalise l'acte, la pilule passe mieux si on a l'impression d'être une équipe : de manière étrange, subir un toucher vaginal est parfois perçu de façon très personnelle…

J'introduis le spéculum.

Mme Athanor :

— Tiens, c'est étrange, quand vous me mettez ça, j'ai l'impression de faire l'amour.

Frottis a la collection complète de « C'est pas sorcier », avec Fred et Jamy. Elle n'ignore donc rien de l'anatomie : peu de choses ressemblent moins à un pénis qu'un spéculum (à part peut-être une pioche, un ventilateur, Casimir de l'île aux Enfants, un paquet de Figolu).

Elle prend le parti d'en rire :

— Votre mari n'a pas un sexe en plastique, j'espère !

Mme A. :

— Mon mari, non. Mon amant, non plus. Et c'est pour lui éviter des ennuis qu'il faut vraiment retrouver l'alliance dans ce bazar…

La patiente de la chambre 7 éclate de rire.

J'entre et tombe sur le plateau de nourriture, intact.

— Elle n'en veut pas, s'excuse Fabienne depuis le couloir.

Moi, j'ai juste envie de secouer la patiente.

Sous mes pieds, la patiente d'Anabelle, Mme Blackhole (Galactus), mange bien. Elle dévore pour quatre. La femme-oiseau-de-feu ne mange pour personne. Pourtant, la nourriture c'est la vie. Plus tu manges, plus tu ES au monde. Un ventre bien rempli et bien lourd est une ancre jetée au fond du corps.

— Vous comptez subsister comment ? Vous êtes allongée, toute molle, sur ce lit, vous ne vous nourrissez pas, vous ne buvez pas. Vous vous contentez d'un peu de soleil. Comme une plante verte : vous ne vivez plus que par photosynthèse. Demain, vous ne prendrez même plus la lumière du jour. Alors vous deviendrez aussi inerte qu'une étoile de mer. C'est cela que vous voulez ? Devenir mollusque ?

Je la secoue. Elle réagit à peine. Ou pire, elle plaisante. Mes remontrances rebondissent sur son petit nez retroussé.

Cela me rend fou.

— Comment cela s'est passé en bas ? demande-t-elle pour changer de sujet.

J'ai bien envie de lui en remettre une couche, peine perdue. Je reviendrai à la charge demain.

— Le thème du jour a été : « J'ai plus de quatre-vingt-dix ans et j'ai décidé de fêter ça aux urgences. » Enfin, jusqu'à ma dernière consultation : Jules et Julie, quatorze ans tous les deux. Jules est tombé sur son poignet. Julie, elle, tombe sur Jules. Tombe et retombe à coups de baisers et de caresses. Peu importe : ils sont jeunes, ne sentent pas la naphtaline et forment l'un et l'autre un attendrissant tableau de petits amoureux. Ils se chatouillent pendant que je pose des questions à Jules. Elle lui passe les mains dans les cheveux, il l'attire contre lui, colle sa tête contre sa poitrine. Il manque une feuille de vigne, un grand jardin, un pommier, un serpent sournois.

Je reviens avec les radiographies du garçon. Ils sont dans les bras l'un de l'autre, il lui compte les doigts de la main droite :

– 1, 2, 3, 4…

À mon avis, il y en a cinq. Mais je le laisse terminer en soupirant : « Ce qu'on a l'air bête quand on est amoureux à quatorze ans. »

Je tousse pour signaler ma présence : ils lèvent la tête.

– Bonne nouvelle Julie ! Ce n'est pas cassé ! Ton amoureux va repartir avec une simple attelle !

Julie, l'air étonné :

– Mon amoureux ?

– Jules… Son poignet n'est pas cassé.

– Vous avez cru que Jules et moi étions ensemble ?

(Non ! Seulement que vous révisiez vos cours d'anatomie, Duduche ! Parce que c'est comme ça qu'on finit par attraper des bébés…)

Elle ajoute :

– C'est pas parce qu'on se fait des papouilles qu'on est ensemble !

Jules ajoute d'un air totalement convaincu et vaguement condescendant, comme si je n'avais rien compris à la vie :

– Julie, c'est ma meilleure amie !

Là, je me dis « ce qu'on a l'air bête quand on a vingt-sept ans et qu'on ne comprend plus rien aux jeunes ».

Je me sens vieux. Et ridicule.

J'ai beaucoup parlé. La femme-oiseau-de-feu s'est endormie. Il est l'heure pour moi de rentrer à l'internat. Je me lève sans un bruit. Avant de passer la porte, je me retourne et je la regarde. Longtemps.

Je la regarderais des heures, cela ne changerait rien.

Elle ne vieillira pas.

JOUR 4

Cause,
Sixto Rodriguez.

Un peu avant 8 heures,
devant le bâtiment.

Dehors il fait froid, dedans on étouffe. À l'hôpital, tout est bruit. Tout est vibration. Le personnel court, les agités s'agitent, les centrifugeuses ronronnent, les ordinateurs clignotent et les imprimantes crachotent. Ici, même la mort est mouvement : on prend le cadavre, on le change, on le nettoie, on lui colle un bouchon dans les fesses pour prévenir le moment où l'intérieur se liquéfie. Les dépouilles deviennent poupées entre les mains des vivants, eux-mêmes esclaves d'emplois du temps serrés et de tâches ultra-codifiées.

On voudrait se tenir debout au milieu d'un couloir et tout stopper d'un geste de la main. Figer imprimantes/ordinateurs/centrifugeuses. Poser un doigt géant sur l'édifice et mater net la vibration. Obtenir le silence. Peine perdue : les blouses blanches ne bruissent que d'un bruit blanc.

Il est l'heure. J'entre.

8 heures, aux Urgences.

Andréa, soixante-six ans, m'attend à l'entrée du service.

– Quelque chose ne va pas ? me demande-t-elle.

J'ai une mine affreuse à cause des excès de l'autre nuit. Elle m'embrasse quand même. Un jour, elle m'a dit que j'étais beau. Je l'ai crue, elle a le triple de mon âge et a lu tant de livres qu'elle sait de quoi elle parle.

– Non, tout va bien.

Je mens beaucoup et affreusement mal. Il va falloir que je m'entraîne à cause du métier qui m'attend les quarante prochaines années.

Les petits tête-à-tête avec Andréa vont me manquer... Elle et moi, nous sommes frères d'armes. L'hiver dernier a été le plus éprouvant de nos vies. On y a fait la même guerre. Je le savais pour elle, elle l'ignorait pour moi.

Andréa est fine, cultivée, l'esprit acéré. On a diagnostiqué une grave maladie à son frère.

Au début de notre rencontre, elle a douté :

1 – je suis interne (donc pas encore vraiment docteur) ;

2 – j'ai l'air jeune (donc suspect) ;

3 – elle aime son frère (donc elle veut ce qu'il y a de mieux sur le marché).

Bref, l'équation fatale... À sa place, je me serais méfié aussi.

C'est pour elle, pour me vieillir, que j'ai laissé pousser ma barbe et mis des chemises de marque ainsi que des lunettes à grosse monture.

Courageuse Andréa... Fossoyeur de sa famille, elle a déjà accompagné son père et sa sœur.

Et, toujours solide, elle est là aux côtés de son petit frère de cinquante-trois ans.

De jour en jour, de problème en problème, d'aggravation en aggravation, on a échangé, faisant « au mieux » pour que son frère soit moins « inconfortable » malgré la perte de son corps et le regain des douleurs.

Puis, un matin, on s'est surpris à parler d'autres choses. Littérature, poésie, voyages. De son frère, bien sûr, mais d'autres choses aussi... On s'attache aux malades, parfois à leur famille, il faudra que j'apprenne l'indiférence. Peut-être.

Trois longs mois d'hiver sont passés, elle m'accorde sa confiance : je garde la barbe, les binocles de vieux et les chemises petit-bourgeois. Cette panoplie a rassuré Andréa. J'y tiens.

Finalement, son frère est parti faire du poney multicolore dans les nuages. Il était en paix.

Andréa me fait la bise, mais me vouvoie. Elle est sophistiquée, mais sans snobisme.

– Tenez, c'est pour vous. J'ai mis longtemps avant de trouver le courage de revenir ici. Je voulais vous la donner en mains propres et vous dire adieu.

Je prends sa lettre et la corrige :

– *Au revoir.* On dit « adieu » quand on pense ne plus jamais se revoir. C'est important, les noms et les mots. Nous nous reverrons.

– Je ne savais pas comment vous dire merci, alors je l'ai écrit. Au revoir, jeune homme. Et ne changez rien.

Parfois, on tombe amoureux. C'est un coup de foudre. Parfois, on se prend les pieds dans le tapis de l'amitié. C'est un coup d'humanité. Andréa s'éloigne. Elle fut mon compagnon de tranchée pendant de longs mois d'hiver.

J'ouvre l'enveloppe. Une immense déclaration d'amitié. Je ne sais pas où je rangerai mon diplôme, mais la lettre d'Andréa trônera dès ce soir sur mon bureau.

De mes neuf ans d'études, c'est d'elle que je tirerai le plus de fierté. Ce sera la meilleure ligne de mon CV.

« On a perdu la guerre, conclut-elle, mais je me sais moins malheureuse de l'avoir faite – et perdue – à vos côtés. »

Un peu après 8 heures, en bas.

Je suis ébahi par l'imagination des vendeurs de préservatifs : parfum banane, fraise, pomme, cassis, citron, etc. On ne fait plus l'amour pour le plaisir de la chair, mais par gourmandise. Bientôt, il y aura trop de sucre sur le latex, les diabétiques se feront une piqûre d'insuline avant de jouer à la bête à deux dos…

J'y pense, car, hier, je me plaignais de ne pas avoir vu assez de gamins. C'était avant de recevoir un petit monstre ! Adrien, six ans, mal à la gorge. Adrien est une incitation vivante à ne surtout pas oublier les préservatifs, même ceux au goût déplaisant. Adrien est petit. Tellement petit que ses cheveux sentent les pieds. S'il veut skier cet hiver, il peut entrer dans une boule à neige et agiter la paroi en verre.

« Tu te sens en forme ? »

Il ne répond pas. Sa mère essaie :

– Dis au docteur si tu es en forme.

– Je parlerai pas au Petit Docteur ! répond le morpion en me désignant.

Rectification : s'il veut skier avant l'hiver, qu'il entre dans une boule à neige. Je me chargerai de l'agiter.

La mère :

– Adrien ! On ne dit pas ce genre de choses !

Moi de penser : « C'est vrai, je ne suis pas très grand, mais en cas de combat de boue, j'aurais quand même le dessus, minus… »

Je m'adresse à la mère :

– Venez là, on va le peser, le mesurer. Son carnet de santé n'est pas à jour.

Enthousiaste, je tente de renouer le contact :

– 1 m 11 ! C'est très bien !

– Oui. Dans un an, je te dépasserai.

Je pense très fort : « Pas si je te casse les jambes avant... »

Je finis l'examen. Comme je ne me souviens plus du rituel latin pour pratiquer un exorcisme, je dis :

– Bien, tout est en ordre, ce n'est qu'une petite angine.

La mère range les affaires. Le gamin, narquois :

– Au revoir Docteur Petit Monsieur.

À cet instant précis, une idée me traverse : « Le petit est là : si nous en profitions pour faire son rappel vaccinal ? Ce serait bête d'oublier. Le tétanos, c'est vilain... »

On ne peut rien contre la conscience professionnelle.

Note pour plus tard : toujours avoir sur soi l'extrait d'un rituel latin d'exorcisme. « *Vade retro Satana !* » est insuffisant.

Sinon, la prochaine fois qu'un Adrien croisera ma route et que cette conjuration ne suffira pas à calmer le monstre, je me mettrai bien en face, le regarderai droit dans les yeux et dirai en articulant chaque syllabe :

– On t'a menti : le Père Noël n'existe pas.

Effet garanti.

`9 heures, en bas, box 5.`

Il ne faut jurer de rien… Père Noël arrive trente minutes plus tard. Avec son épouse.

Mère Noël et Père Noël, respectivement soixante-douze et soixante-treize ans, hospitalisés aux urgences pour intoxication au monoxyde de carbone. Un feu de cheminée, ça peut être dangereux.

Lui porte un pull jacquard vert sur barbe blanche, elle un gilet rouge sur visage de pain d'épice au cannabis, tous deux présentent une allure bonhomme. Cela sent le feu de bois dans la chambre. Impression fugitive d'être en famille à Noël. Il leur manque une pancarte avec écrit dessus : « Câlins gratuits ».

Le téléphone sonne, c'est Mme Antidote, du centre anti-poison. Elle est catégorique : ils ont interdiction légale de rentrer chez eux tant que la source d'exposition n'est pas identifiée.

Père Noël, tout en bonté et gentillesse :

— Prévenez-la qu'elle va pas me casser les couilles.

— Que dit-il ? demande Mme Antidote.

J'essaie de mettre un peu de diplomatie :

— Il n'est pas d'accord.

Père Noël parle plus fort :

— Non, non, c'est pas ce que j'ai dit : j'ai dit « Elle va pas me casser les couilles » !

Moi :

— Il n'est vraiment pas d'accord.

Mme Antidote s'emporte :

– D'accord ou pas, c'est la loi. Qu'a-t-il à faire de si important ?

Je pense, petit garçon. Sans doute nourrir Rudolph le rêne, emballer les cadeaux, motiver les lutins, réviser les freins du traîneau magique pour l'hiver prochain...

Finalement, Père Noël et Mère Noël promettent d'utiliser le détecteur à monoxyde de carbone du fiston chauffagiste.

Vous êtes prévenus : cette année, personne ne cassera les c......s du Père Noël.

Personnellement, j'ai toujours eu des doutes : un vieux barbu, habillé en rouge, distribuant des cadeaux aux enfants après les avoir fait monter sur ses genoux... Des hommes vont en prison pour moins que ça.

Pourtant, j'ai été habitué aux contes et aux mythes : enfant, ma mère m'en régalait.

Elle s'installait près de mon lit – ou restait même parfois debout pour mieux mimer – et elle racontait les dieux, les déesses et les vieilles légendes. Le petit Chaperon rouge ? Je le suivais dans la forêt. La Belle au bois dormant ? Je l'éveillais. Je suis incollable sur Actéon et ses chiens, Lycaon et ses loups. Pour moi, chaque rencontre, chaque être humain croisant ma route pourrait être Zeus déguisé en mendiant ou Athéna grimée en vieille dame. Cela biaise un peu ma relation au monde et à l'autre… On a plus de respect pour le saoulard du jeudi soir quand on le suspecte d'être un dieu descendu de son Olympe afin de tester votre générosité et votre grandeur d'âme.

Ce matin, les dieux ont posé un doigt aussi dur qu'un coquillage sur M. Zénon, l'Homme-Champignon. Il revient d'Allemagne. Mélanome avec dissémination. À Munich, il a essayé le traitement de la dernière chance. Thérapie expérimentale. Échec.

La maladie a envahi ses poumons. Il mourra étouffé. Il enlève sa veste seul, mais peine pour le pull et nous l'aidons à retirer sa chemise.

Là, pour la première fois, je vois l'ennemi.

On en parle, on le mesure, on en prend des clichés, mais on ne le voit jamais. Il est minuscule, cellulaire, d'ordinaire on n'en constate que les effets.

Or, depuis le fond du thorax de M. Zénon, les cellules cancéreuses percent les os pourris, grignotent l'hypoderme, le derme, l'épiderme, et jaillissent à l'air libre. Sous le mamelon, en travers de l'aisselle, au creux sternal, trois énormes boudins noirs pendent jusqu'au nombril. Dans une semaine, si M. Zénon tient le coup, ils descendront jusqu'aux cuisses, tels des champignons vénéneux d'où suinte un liquide saumâtre et pourpre.

La prochaine fois que j'aurai un patient avec cette maladie, j'y calquerai cette image-là. Peu importe le champ de bataille : sein, ovaire, estomac ou côlon… L'ennemi est le même et je l'ai vu ce matin.

J'essaie de m'occuper de l'Homme-Champignon sans penser à la patiente de la chambre 7. Il n'y a rien de pire qu'un malade pour vous en rappeler un autre.

10 heures, en bas, loges 6 et 3.

Loge 6, la vieille Mme Charybde râle à cause de l'attente. Je termine avec papi Scylla à la 3, qui veut partir. Je fais vite pour :

1 – éviter de recevoir un coup de pelle de la première qui désespère « de voir un médecin » ;

2 – ne pas subir les foudres de l'autre en retardant son départ.

La fille de Mme Charybde entre dans la chambre de sa mère.

Je me dis : « Chouette ! Elle va calmer sa maman ! »

Échec.

Elle entonne, en chœur, la complainte de la malade.

Je réussis enfin à libérer Papi Scylla pour me prendre un retour avec Mamie Charybde.

Premier étonnement : si Mamie et sa fille m'accueillent en grommelant, la première le fait avec un rictus de colère, tandis que l'autre, hochant la tête, me sourit discrètement.

Mamie Charybde :

– Oh ! Dites donc ! Une heure que j'attends sur ce lit inconfortable, il me casse le « croxxyxx », on ne m'a rien apporté à boire, rien à manger, je n'ai pas pu faire pipi, pas pu faire caca… Oh non, alors stop, j'en ai marre…

La fille se lève et s'avance lentement vers moi en répétant mot pour mot :

– Oh ! Dites donc, une heure qu'elle attend sur ce lit inconfortable, il lui casse le « croxxyxx », on ne lui a rien apporté à boire…

Elle se penche vers moi :

– Bon courage ! lâche-t-elle presque inaudible, avant de reprendre à voix haute : « …rien à manger, elle n'a pas pu faire pipi, pas pu faire caca… Oh non, alors stop, elle en a marre… »

J'aime bien comment on peut rester une petite fille toute sa vie.

11 heures, dans l'ascenseur.

J'ai des visions de l'Homme-Champignon et de son corps « remodelé ».

Petit cours d'anatomie pour les néophytes : le corps est fait de deux bras et de deux jambes. Un ventre au milieu, des organes génitaux et une tête.

La tête : là où on rit, là où on souffre.

Vous mettez de la peau autour, vous avez M. Patate.

Nouveau petit cours, la physiopathologie pour les néophytes : la maladie arrive. Elle est chronique ou aiguë, mais les résultats sont souvent les mêmes. Le corps change. La maladie est la plasticité de l'organisme mise en lumière. L'Humain en flagrant délit de métamorphose. À l'hôpital, tout est transfiguration. Dans les couloirs, sous les faux plafonds en plâtre, dans les conduits d'aération, de pâles divinités d'ivoire devisent paisiblement, lèvent un bras en nacre, haussent un sourcil : la transformation commence, opère un lent ouvrage d'alchimie subtile. Prenant la chair, elles la changent, l'embrassent. Par ce baiser vénéneux, elles créent de nouveaux reliefs sur l'*Atlas du corps des Hommes*. Galactus, par exemple, se transforme en menhir. M. Zénon, lui, se change en levure. Il y a toujours deux bras, deux jambes, le ventre, les organes génitaux et la tête qui rit/qui souffre, mais il perd son unité. La peau vire de couleur et de consistance. Parfois les muscles fondent, certaines chairs durcissent. Les charnières rouillent et le mouvement est haché. L'articulation devient une roue dentée. La maladie, tel un sortilège lancé au hasard, mute l'homme en « d'autres » choses : arbres, fleurs, fontaines, fruits, animaux. Ovide n'a rien inventé dans ses *Métamorphoses* : il est allé dans un hôpital retranscrire poétiquement ses observations. Il n'était pas poète, il était naturaliste.

Il y a les Dieux. Il y a les Héros. Et entre les deux : les Demi-Dieux. Chef Viking. Le grand homme aux sourcils blancs à force d'être blonds.

L'ascenseur s'ouvre. Je tombe sur lui :

— Amélie m'a dit que tu cherchais des anecdotes. J'en ai. Mais JE raconte !

Sa voix continue de rouler ses caillasses dans le couloir, mais lui est déjà assis près du lit de la patiente :

— C'est bien ce qu'il a entrepris, le gosse, affirme-t-il en me désignant. Ça me plaît, les histoires. Ça plaît à tout le monde. J'en ai des drôles et des moins drôles. Je vous les dirai toutes, même les tristes, y'a pas de raison.

La femme-oiseau-de-feu le détaille avec bienveillance. Quand il entre dans une pièce, l'horizontale du monde se ratatine. Cela n'a pas d'importance pour la patiente : elle a commencé la lente ascension de l'échelle verticale, celle qui sépare les vivants des morts. Chef Viking et elle étaient faits pour s'entendre...

Debout, sur le côté, j'écoute le Chef. Un jour, il se rend au domicile d'un patient « agité » (vous apprécierez la litote).

Deux hypothèses : soit Chef Viking n'aime pas les patients agités, soit... Non, il existe une seule possibilité : Chef Viking n'aime pas les patients agités.

Il entre dans la chambre. Le patient est en pleine crise clastique (si on change beaucoup de lettres à « crise clastique », on obtient « gros pétage de plombs »).

Et que je casse le poste de télévision, et que je retourne l'armoire, et que je hurle des insultes en patois.

Chef Viking, devant l'infirmière ahurie, attrape le patient, l'envoie valser sur le lit, saisit un traversin, le cale sur le patient et... s'assoit dessus :

– Mais tu vas la fermer, ta grande gueule ! Sinon tu vas t'étouffer...

L'infirmière panique :

– Qu'est-ce que vous faites, docteur ?!?!

– Je traite.

Deux minutes plus tard, le patient, devenu calme et coopérant, suit docilement l'équipe dans le véhicule.

Vous trouvez ça violent ? Chef Viking s'appelle Chef Viking. Pas Consul Bambi ou Gouverneur Clochette.

Non, lui, il est CHEF VIKING.

Et ça marche !

La patiente de la chambre 7 argumente sans une once de timidité :

– « La vérité doit s'imposer sans violence. » C'est de Léon Tolstoï, docteur.

Il répond du tac au tac :

– La vérité imposée sans violence ? D'accord. La sédation, par contre... Pour bien faire, il m'aurait fallu avoir l'art et la manière, mais je suis étranger à l'art et je n'ai aucune manière !

Je le vois se confier à cette parfaite inconnue sans m'en étonner : au seuil du grand passage, les convenances et les frontières sont abolies. Nous ne sommes jamais vraiment étrangers à une personne qui va mourir.

Chef Viking se racle la gorge, son regard se voile. Je devine : c'est « cette » histoire... toujours si difficile à évoquer...

Il y a vingt-cinq ans – il était alors un très jeune médecin –, Chef est appelé sur les lieux d'un accident de voiture. Quand il en parle, son timbre, les pauses qui interrompent son récit, sa façon de déglutir comme s'il avait des fils barbelés dans la gorge... L'histoire est prisonnière.

Vingt-cinq ans ?

C'était hier. À vrai dire, pour le Chef, ça fait vingt-cinq ans que c'est arrivé hier.

– La 205 a été coupée en deux : 102,5 d'un côté, 102,5 de l'autre. Il y avait de la tôle. De la tôle partout et pliée comme des trombones. D'un côté, le frère de dix-huit ans, de l'autre, la sœur de quatorze ans. Les deux têtes, coupées sous l'impact. En même temps. Partis ensemble. Il ne reste plus rien.

Il fait une pause.

– De la chair.

Nouveau silence.

– Deux heures après, les parents arrivent à l'hôpital : « Bonjour, nous voudrions des nouvelles de notre fils et de notre fille. Ils auraient eu un accident de voiture. »...

– De la peur.

Il s'interrompt, puis reprend :

– Le maire, les gendarmes, les pompiers, l'équipe. Tout le monde a merdé : personne ne leur a rien dit. Je prends les parents dans mon bureau. Je les fais asseoir, ferme la porte et...

[...]

La mère a voulu voir les corps, les serrer une dernière fois. Je lui explique que la loi nous oblige à les laisser dans les sacs mortuaires. Je mens, bien sûr, mais les têtes se sont envolées, alors... Nous mettons vite de la mousse solide à la place. La mère arrive, serre l'un puis l'autre, les embrasse, dit adieu à de la mousse. Pour elle, dessous, reposent son fils et sa fille. Ce sont vraiment eux. Sa vie se résume à du polystyrène sous du plastique qui s'est envolée de chaque côté d'un platane.

Il baisse la tête. La patiente de la chambre 7 se tourne vers la fenêtre, regarde fixement la neige sur les collines :

– « Avec l'amour maternel, la vie nous a fait à l'aube une promesse qu'elle ne tient jamais. » Là, c'est de Romain Gary.

Chef Viking se lève, mal à l'aise, mais sûr de lui.

– Voilà. C'est tout ce que je dirai aujourd'hui. Je reviendrai demain. Soyez là.

J'aime le ton avec lequel il parle. Il interdirait presque aux gens de mourir.

Chef parti, je détaille à la patiente mon entrevue avec Adrien, le Père et la Mère Noël, Georgia, la Mamie tombée dans la bouteille d'armagnac. J'évite soigneusement d'évoquer L'Homme-Champignon. Je veux la faire rire : cela tombe bien, elle aussi.

– Il est formidable, ce Commandant Viking ! Quel dommage qu'il ne soit pas kenyan ! Il m'intrigue.

– Je ne le connais pas beaucoup.

Quelle déception dans ses yeux ! C'est vrai que je ne sais pas grand-chose de lui. Mais ce « pas grand-chose », pour la femme-oiseau-de-feu, je le transformerai en épopée :

– Chef Viking voulait être vétérinaire. Il n'a pas obtenu la moyenne et s'est inscrit en médecine avec dans la bouche un goût amer de fer à cheval : étrange monde où il faut échouer à soigner les bêtes pour s'occuper des Hommes. Au tout début de ses études, il imaginait les patients à quatre pattes en train de vagir ou de bêler. Grâce à cet exercice mental, il n'éprouvait aucun regret.

J'avale un verre d'eau, retrousse les manches de ma blouse et parle avec les mains, à l'italienne :

– Il a des avis bien arrêtés. Pour lui, les noix sont des fruits et les tagliatelles des légumes. Les premières parce qu'elles poussent sur les arbres, les deuxièmes parce qu'il aime les pâtes. Sa femme l'assure qu'il se trompe, il répond « non » et s'astreint à un régime particulier : il mange cinq fruits et légumes par jour. Les premiers avec du roquefort, les deuxièmes avec de la crème et du saumon. « J'écoute les recommandations du docteur de la télévision », rétorque-t-il devant la mine exaspérée de ses filles. Elles tiennent à leur père ; il tient à ses noix et à ses raviolis.

Comme médecin ? Il ne cède jamais à la panique : il la sait très mauvaise conseillère. « Chef, chef, venez vite, la petite fille de la chambre 4 fait une crise d'épilepsie, elle est toute bleue. – C'est normal, précise-t-il en marchant d'un pas tranquille vers la chambre, elle s'étouffe. » Et ses mains de préparer à une vitesse ahurissante l'ampoule de Valium salvatrice.

Il aimerait voir le monde entier guéri, mais le monde est grand, alors il a commencé par un petit hôpital de province.

La femme-oiseau-de-feu me demande pourquoi il est médecin urgentiste, je ruse :

– Il adore cette poussée d'adrénaline, quand tu pars sur un gros carton ou une détresse, sauver la couenne des gens et se dire : tiens, aujourd'hui, j'ai servi à quelque chose. Quand je lui pose la question, il désigne son ventre puis sa tête : « Il faut se sentir bien là et là. C'est plus facile après un plat de fruits et légumes et une journée où tu as sauvé un gamin de huit ans. »

Je suis sûr que Chef Viking a une raison plus profonde et intime d'être médecin. Il ne le nie pas, mais se dérobe. Je ne saurai pas laquelle. La patiente non plus.

Midi, en haut, chambre 7.

– Une de tes collègues est passée tout à l'heure. Jeune, très mince et très belle, avec une sucette dans la bouche.

– Anabelle ?

– Oui. Elle est adorable ! Elle m'a fait rire avec une histoire de pace-maker…

Blanche, Frottis, Anabelle… Les collègues sont tous là. Ils me voient avec la patiente de la chambre 7. Je joue au griot africain avec elle. Ils savent les souvenirs douloureux que cette patiente a réveillés en moi. Ils ont décidé de m'aider. Tant mieux, je ne crois pas y arriver seul.

Brigitte, ce matin :

– J'ai pensé à cette histoire. Pourrais-tu lui raconter ?

– Mais elle est triste !

– Peut-être, mais tellement belle.

Je murmure à la femme-oiseau-de-feu :

– J'en ai de beaucoup moins drôles, si vous voulez.

C'est croquignolet, des histoires de moribonds, pour une moribonde. Un peu comme un intolérant au gluten qui deviendrait boulanger.

La patiente est d'accord :

– Je veux tout entendre. Ne m'épargne pas.

Je prends une longue inspiration, le temps d'ordonner mes pensées.

– J'avais vingt-quatre ans, le SAMU et moi étions appelés dans un pensionnat à trois heures du matin. Une adolescente. Tentative de suicide. Elle ne s'était pas ratée, la jolie gamine aux longs cheveux noirs ! Quand nous sommes arrivés, le pompier était épuisé : je le remplace, masse comme je n'ai jamais massé de ma vie, avec des « abracadabras » au bout des doigts.

Le chef intube. Je prie, je m'épuise aussi. Je veux devenir magicien. Ou Jésus ! Tiens, en voilà une bonne idée : demain, je deviens Jésus et je ressuscite les jolies gamines aux longs cheveux noirs. Parce qu'il ne faut pas déconner : dix-sept ans ! Donc, je masse, je prie, je pense à elle, à Jésus, à Harry Houdini habillé en Jésus, à elle encore, à toute la vie qui l'attend. Finalement, elle meurt. Sur son bureau se trouve une lettre adressée à son petit frère. On dépose le corps sur le lit, son pied heurte le mur, une photographie se décroche et tombe : c'est elle, en été, en train de se faire tresser les cheveux par une dame aux mêmes cheveux noirs. Quelque part, à l'autre bout du département, des parents dorment sans savoir qu'une photographie vient de tomber à trois heures du matin... On remonte dans la voiture, personne ne parle. Parasites sur la ligne interne de notre radio : on entend l'autre équipe, partie sur un accouchement en urgence. D'un seul coup : les cris stridents d'un nourrisson ! 3,2 kg, sexe masculin, un nouveau-né en pleine forme. Une belle synchronicité ! Une coïncidence qui veut tout et rien dire...
　　Je me souviens de ce que j'ai fait après cette nuit-là :
　　– J'ai appelé ma famille, pour leur dire ce qu'on ne dit pas assez souvent parce qu'on est trop con. Ensuite, j'ai attendu le soir avec fébrilité : je suis allé au resto (cher, le resto), je suis allé boire (chère, la bibine), danser (jusqu'à avoir mal aux pieds), faire l'amour (longtemps, faire l'amour), puis j'ai dormi

trois jours d'affilée. Je me suis réveillé avec une furieuse envie de partir dans un monastère tibétain pour devenir bonze...

– À quoi bon ? me lance la patiente de la chambre 7. Tu aurais probablement choisi de revenir car soit la vie a un sens, et il est trop compliqué à déchiffrer, soit elle n'en n'a aucun, et alors il vaut mieux manger, boire, danser et faire l'amour le temps que ça dure. J'en sais quelque chose. Promets-moi d'en profiter.

J'ai promis. Une fois de plus. Elle m'a à tous les coups.

Instantané :
13 heures, dans l'hôpital.

En bas, loge 5 :
Prenons une grande marmite appelée Urgences. Dedans, versons-y le sel de l'attente, le citron de la douleur, l'amer de la fatigue du personnel. Rajoutons un peu de tragédie antique.

Faites chauffer à feu doux durant le temps moyen d'attente d'un service d'urgences : trois heures. Une fois que la bouillabaisse est en ébullition, installez une ambiance scénique inoubliable : des chandelles, une nappe blanche, les trois coups du théâtre : Toc toc toc toc toc toc... Toc... Toc... Toc !

Le mélange est prêt. Vous pouvez servir. À déguster sans modération.

Entrent en scène Frottis, interne, et Mme Callas, patiente, qui va chanter.

Mme Callas, vingt-sept ans, vient pour des douleurs vaginales avec pertes malodorantes.

Elles ne le savent pas encore, mais la tragédie est déjà en marche.

Frottis : trop en retard ce matin, pas de petit déjeuner. Trop de patients : pas de déjeuner non plus. Elle est fatiguée et la patiente désagréable (« Je n'aime pas les médecins, l'hôpital, vous êtes un peu jeune pour jouer au docteur... »).

Survient le moment fatidique. Frottis enfile le doigtier, elle se souvient de la leçon du Professeur : « Le secret d'un toucher vaginal bien vécu par la patiente, c'est de ne pas la quitter du regard. »

Bonne élève, Frottis suit la recommandation à la lettre : elle tend son bras vers l'arrière, attrape le pousse-pousse de lubrifiant, pousse en fixant la patiente. La patiente, aussi, la regarde. Elles pourraient presque jouer à une partie de « Tu me tiens, je te tiens, par la barbichette, le premier qui rira aura une tapette ». Mais cela serait bizarre, alors elles n'y jouent pas.

En vérité, personne ne rira car, là, *acta fabula est*, la messe est dite.

[Ce qui suit est trop douloureux pour être décrit, charge au lecteur de l'imaginer quand il comprendra le drame qui vient de se dérouler.]

Quelle leçon retiendra l'interne de cette consultation ?

Ne pas quitter la patiente des yeux, c'est bien, confondre le lubrifiant et le pousse-pousse de gel hydro-alcoolique, ça, en revanche, c'est mal. Et douloureux. La patiente chante. En latin.

Rez-de-chaussée, Amélie.

Dans le bureau des consultations externes, ma collègue enchaîne les consultations de médecine générale.

Harmonie M., petit calisson fragile, souffre d'une éruption cutanée. Un mariage étrange entre eczéma et psoriasis. Elle en a partout sur le corps.

– C'est sorti la semaine dernière. Mon patron a encore râlé, et le lendemain, BOUM !

Elle enlève ses gants, agite les mains.

Les crèmes, les lotions, rien n'y fait. C'est un bout de femme en souffrance qui n'arrive pas à dire « merde » à son chef.

Ils sont nombreux, ces tyrans, hommes ou femmes, césarillons du vide, minuscules empereurs du néant. Ils plient les autres, tordent autrui par sadisme narcissique.

Déjà, deux semaines plus tôt, elle exhibait sa peau écailleuse :

– Il a hurlé parce que le courrier n'était pas rangé par ordre alphabétique. Que dois-je faire, docteur ?

Amélie avait envie de lui dire : « Tuez-le et enter-rez le corps en forêt », mais ce n'est pas dans les recommandations de la Haute Autorité de Santé.

— Regardez ça ! On dirait un crotale. Je me fais horreur...

— Dites-lui « merde ».

— Je ne peux pas. C'est le chef, ce serait grave.

Moi, à la place d'Amélie, je ne me permettrais pas de lui faire la leçon. Depuis le temps que je me pro-mets d'envoyer paître Chef Gueulard. Sans succès. Les lions les plus loquaces ne sont pas les plus cou-rageux. Amélie n'hésite pas :

— Seule la mort est grave. Il vous empoisonne la vie, alors regardez-le dans les yeux et dites-lui « merde ».

Elle répète, pour peser plus lourd :

— Seule la mort est grave, Mme M., la vie est pleine d'imprévus. Pour lui, ce jour-là, l'imprévu sera vous l'envoyant se faire balader.

Harmonie, pleine d'assurance :

— D'accord, je le ferai. Il est temps.

Amélie opine : à quoi bon se changer en femme-serpent si on ne mord pas ?

L'embryogenèse nous apprend que les tissus ner-veux et le tissu cutané sont issus d'une même origine tissulaire ectodermique : ce que l'on ressent, ce que l'on est, rien ne reste caché longtemps. Tout trans-pire par la peau.

13 heures, service de chirurgie,
deuxième étage, Poussin.

Il y a des petites choses auxquelles on s'attache. En médecine, ces petites choses sont, parfois, bien attachées à notre petite personne.

Prenons le scrotum, par exemple.

M. Mercure, trente-six ans : hospitalisé la veille pour une torsion du testicule (inutile d'expliquer : tout est dans le phrasé).

Deux solutions : soit on résout la torsion manuellement, soit on ouvre et on regarde si Mr Bean (oui, j'appelle les testicules « Mr Bean »…) est noir : si Mr Bean est noir, c'est trop tard, on coupera la machine à bébés.

Rare, mais ça arrive…

Le gros avantage des Mr Bean ? Ils sont deux !

Poussin reçoit M. Mercure le lendemain de son opération. Il est là, il se tortille sur son lit, il poserait bien une question, mais il hésite, Poussin le sent inquiet… Bonne âme, il fait :

– Allez ! Posez-moi votre question ! Nous sommes entre hommes.

Lui, très gêné :

– Le chirurgien m'a opéré hier, je ne l'ai pas vu ce matin et, comme je n'ose pas toucher à travers le bandage, je ne sais pas… si…

Poussin, ayant peur de comprendre :

– Si quoi ?

Lui, lâchant dans un souffle :

— S'il m'a coupé la couille...

Aïe...

— ELLE est toujours là, monsieur, ELLE est toujours là...

Soupir de soulagement.

Au deuxième étage, Anabelle, gastro-entérologie.

Elle s'occupe de M. Joseph, soixante-treize ans, retraité, grand-père, diabétique. Ancien charpentier. Toute sa vie, il a scié. Des bûches, des troncs, des planches. Maintenant, ce sont ses orteils qui y passent. M. Joseph a négligé son diabète. On coupe : orteils du pied gauche, orteils du pied droit. Aïe.

Deux mois plus tard, ce sont les os du tarse.

Lui :

— Ça va être moins facile...

Six mois plus tard, on coupe aux chevilles. Cheville gauche, cheville droite. Aïe.

M. Joseph :

— Ça sera encore moins facile...

Viennent logiquement les jambes... Membre inférieur droit, membre inférieur gauche. Aïe.

M. Joseph :

— Ce sera trop difficile maintenant...

Pour l'équipe aussi : plus on coupe, plus il faut le porter, le nettoyer, le transporter... Et puis, l'équipe l'aime bien M. Joseph et n'apprécie pas de le voir être débité en tranches fines.

Un jour, on coupe au-dessus des genoux. Plus on élague, plus monsieur s'étonne :

– Eh bé ! Je me demande bien comment il va faire aujourd'hui, le chirurgien… Impossible !

Là n'est pas la question : les chirurgiens y arrivent toujours…

L'impossible ? Accepter la modification de son schéma corporel. Se voir tronçonné petite branche par petite branche, subissant la lente transformation de l'état de grand-père/retraité/ancien charpentier à celui d'homme-bonsaï.

13 heures, en haut, chambre 7.

Elle voulait des livres. Mais des livres d'aventures. Avec des chevaux, des princesses à sauver, des méchants ignobles, des châteaux sombres dans la tempête.

– *Le Comte de Monte-Cristo* ?

Elle a ri aux éclats :

– Tu n'as rien de plus court ? Je n'arriverai pas au bout !

Je lui propose Jules Verne.

Finalement, elle choisit de la poésie :

– Il y a tout dedans, et j'imaginerai ce qui manque. Pablo Neruda a écrit : « Je veux te faire ce que le printemps fait aux cerisiers. » J'aurais voulu que quelqu'un me dise cela.

Je note la citation : elle servira quand je trouverai la bonne personne.

Je lui apporte ce que j'ai sous la main : un recueil de Gérard de Nerval :

– « La connais-tu, Dafné, cette ancienne romance, / Au pied du sycomore, ou sous les lauriers blancs, / Sous l'olivier, le myrte, ou les saules tremblants, / Cette chanson d'amour qui toujours recommence ? » lit-elle avant de refermer le livre et de me demander : Que feras-tu quand tu n'auras plus d'histoires à raconter ? Que deviendras-tu ?

– Il y aura toujours des histoires !

– Elles ont toutes une fin. La mienne aussi. Que feras-tu ? Tu recommenceras à raconter, n'est-ce pas ?

– D'accord.

– Dis-le.

– Je recommencerai.

14 heures, en haut, chambre 7.

Elle veut aussi de la musique, « mais pas de classique ».

– Trop solennel. Passe-moi les Beach Boys. Ou The Mammas and the Papas.

Je m'exécute. Les notes pleuvent, Mamma Cass chante *Dream a Little Dream for me*.

Elle ne veut pas de Bob Dylan.

– Vous ne savez pas ce que vous ratez.

– Si : Bob Dylan. Mets la musique très fort.

– Laquelle ?

– La plus agressive ! J'en ferai saigner mes tympans !

Le casque sur les oreilles, elle écoute, hoche la tête,
hurle en pensant parler bas :

– C'est vraiment horrible !

– Vous voulez changer ?

– Surtout pas !

Elle balance sa tête durant trois bonnes minutes
et, finalement, retire le casque :

– Il y a une musique italienne… J'aimerais l'entendre une dernière fois.

Elle imite un air reconnaissable entre tous. Son italien est parfait.

– Cette chanson ! Mais elle est… Elle est…

Je retiens « ridicule ».

– Elle est importante. Nous l'écoutions dans la
voiture, quand Thomas était petit, sur la route des
vacances.

Pendant que je télécharge sa chanson sur mon téléphone, la femme-oiseau-de feu se souvient de leurs
séjours à l'océan :

– Thomas gonflait ses brassards. Je le déshabillais,
l'enduisais de crème, il sentait bon. « Je veux aller
nager tout de suite. » Je disais : « Il est trop tôt,
attends que ta digestion se termine. » On construi-
sait des châteaux, puis on les écrasait d'un coup de
talon.

Mon gamin creusait des trous dans le sable. Il me criait qu'il avait trouvé de l'or noir. J'acquiesçais. Il demandait : « Qu'est-ce qui se passe si on creuse trop profond ? » Je ne savais pas répondre.

Je prends mon téléphone, sélectionne le morceau en italien.

— Vous êtes sûre ?

— Absolument ! Seule cette musique peut effacer les murs de ma prison.

J'appuie sur le bouton, *Sara perche ti amo* résonne contre la tapisserie dorée. La femme-oiseau-de-feu regarde au loin, cherchant un cratère dont elle stopperait l'éruption d'un regard. Entre ses dents serrées :

— Je rêve sans cesse de ce volcan, en Islande. Toutes ces flammes et ces fumées. Cette tour gigantesque qui vomit des cendres. Je la hais, cette montagne. Je la hais de me prendre mon garçon.

— Dans quel aéroport est-il bloqué ?

— Je ne sais plus, cela change tout le temps. Il passe d'un vol à un autre, d'un pays à un autre, pour contourner la fumée, pour arriver plus vite. Je voudrais qu'il soit là. Pardonne-moi, je ne sais plus ce que je dis.

— C'est la morphine.

— Je n'en prends pas.

— Alors, c'est la faim.

Elle rit :

— Sans doute, oui, c'est la faim qui me fait dire n'importe quoi. La faim et cette musique.

Je m'échappe discrètement, lui laissant mon téléphone. Il y a des chansons intimes qui s'écoutent seul.

Dehors, Blanche tombe dans mes bras :

– Je n'en peux plus des mourants.

L'occasion est trop belle :

– Prendrais-tu mon tour de garde ? Je te remplace au cinquième étage, et toi, tu descends aux Urgences.

Je montre du doigt la porte de la chambre 7.

– Tu me rends service, je serai près d'elle.

Parfois nos emplois du temps concordent : Blanche est épuisée des mourants, je suis fatigué des vivants. Je troque l'agitation d'en bas contre l'effacement douloureux d'en haut.

Blanche accepte. Cet après-midi, je resterai là. J'y viens tellement souvent, aucun des patients de Blanche ne m'est inconnu. Près de la chambre 7, il y a une compagne d'infortune. Ces deux voisines prennent le même chemin pour les mêmes raisons…

Mme Orange, cinquante-huit ans. La maladie a condamné son corps à la lyophilisation : elle a la sécheresse d'un agrume oublié au soleil. Elle ne demande et n'attend pas grand-chose. Elle aime juste regarder « Des jours et des vies » le matin…

Depuis deux jours, le poste de télévision ne s'allume plus.

Fabienne :

– J'ai appelé le service technique : sa famille n'a
pas payé, ils ne remettront pas la télé tant que ce
n'est pas réglé.

Le technicien, au téléphone :

– Je veux rien savoir. Pas payé, pas de télé.

– Allez, quoi ! Sa famille paiera plus tard.

– Aura la télé plus tard, alors.

– Elle sera morte. Combien ?

– Huit euros.

Je descends, avec des envies de meurtres, jette
dix euros au mec.

– Ça fait deux euros de monnaie. Gardez-la. Vous
vous achèterez des couilles, ou un cœur.

Là – je ne sais plus –, j'ai peut-être dit un mot
très vulgaire (pardon Mamie) et adressé une prière
au Petit Dieu des Armes à Feux avant de claquer la
porte.

À l'Hôpital, on sous-traite la télé avec des entre-
prises privées. Un jour, on sous-traitera l'Humain, le
Sacré, le Mystère. Pourtant, une femme qui meurt,
c'est Humain, c'est Sacré, c'est Mystérieux. Même
– surtout – devant « Des jours et des vies ». Il lui en
reste si peu.

Huit euros...

L'argent est un sujet tabou à l'hôpital. Officiellement, la santé des gens ne se monnaye pas ! Offi-
cieusement ? Il en est question partout. C'est comme
une grosse pépite d'or qui roule dans les couloirs.

On court après. Tout le temps. Le directeur, l'administration, les chefs de service, c'est une vraie chasse au trésor. À l'hôpital, officiellement, on ne parle pas d'argent. Le silence est d'or et cet or est joueur…

15 heures.

J'ai déjà bien avancé la visite du service. Dans mon chariot, huit classeurs. Un pour chaque patient du service. Il y a huit patients, mais dix lits. On meurt en sous-effectif en ce moment.

Chambre 3 :

M. et Mme Hvergelmir. Je n'arrive pas à prononcer leurs noms sans bégayer, alors je les ai baptisés Odin et Freyja.

Je m'efforce de trouver des anecdotes hilarantes pour la femme-oiseau-de-feu. Je fais de mon mieux. Elles sont rares, les collègues se souviennent plus souvent des histoires malheureuses. Curieux ménage de nos mémoires, où le drame étouffe l'arlequinade.

Le conte de la chambre 3 n'est pas à se tordre de rire. Elle, côté porte, souffre d'une maladie lui grignotant le plexus solaire. Cette zone, entre le sternum et l'abdomen, est très douloureuse si elle s'enflamme : pleine de nerfs, c'est un nœud de serpents qui crachent leur venin.

Lui, côté fenêtre, hémangiosarcome de la face progressant à toute vitesse. Il a perdu l'œil gauche. À côté de lui, John Merrick passerait pour le *David* de Michel-Ange.

Tous deux sont dans la chambre 3. C'est une curieuse entorse à l'interdiction des mixités hospitalières, mais ils sont mariés.

Ils ont été jeunes : ils ont connu leurs torses glorieux et triomphants, ils ont su la beauté des corps adolescents qui s'étreignent l'un l'autre, qui suent des heures et donnent raison au monde de tourner. Jusqu'à en oublier le jour, la nuit, la faim, la soif.

Maintenant, il la voit souffrir atrocement, elle le voit se transformer en monstre de jour en jour et perdre son souffle, celui qu'elle recueillait adolescente au creux de son oreille et sous des draps blancs.

Ils se regardent et se souviennent.

Demain, elle subira une intervention dans un autre établissement, pour soulager ses douleurs. Monsieur ne sera plus dans la chambre à son retour.

Les contes de fées n'existent pas. Il n'y a que des contes qui font mal.

Chambre 4 : M. Conatus.

Une bactérie grignote ses poumons. Je dis « une bactérie », mais elles sont des millions à se régaler. Elles ont transformé ses alvéoles pulmonaires en bivouac, ses bronches en champ de bataille. Rien ne pourra les en déloger.

Dans la vie, tout est affaire de point de vue, tout est subjectif.

Quand moi, l'interne jouant des claquettes, j'entre dans la chambre de M. Conatus, mon point de vue est simple : « J'ai deux manières de soigner : si je peux guérir, je guéris. Si je ne peux pas guérir, j'accompagne le plus paisiblement possible vers la mort. C'est aussi du soin... »

À la visite, le patient geint. Je colle mon oreille à sa bouche :

– Vous... Quand... Tuer...

Je réfléchis à cent à l'heure. Ne sachant pas quoi répondre, je choisis d'être franc :

– La mort ne tardera plus, vous ne souffrirez pas longtemps.

Le patient :

– Pas moi... les bactéries...

Tout est affaire de point de vue :

– C'est ridicule, un petit interne qui n'a pas compris son patient,

– C'est magnifique, un homme qui se bat jusqu'au bout.

Chambre 5 :

M. Adam, quatre-vingt-treize ans, est mort cette nuit après deux mois d'hospitalisation.

Sa famille à l'infirmière :

– Il ne vous a pas posé problème ? Il est parfois très… tactile…

L'équipe est étonnée : non, M. Adam a toujours été gentleman. Pas de mauvaises surprises.

Chambre 6 :

Mme Kadmon, tellement percluse de rhumatismes, on jurerait voir du petit bois broyé entre les doigts du Grand Dieu des Vieilles Gens.

Cette patiente, de nature joyeuse, est très morose depuis la veille.

L'équipe m'en parle. Je m'inquiète : une dépression chez la personne âgée, il n'y a rien de plus commun, ni rien de plus destructeur. Même si la mort est prévue bientôt, on ne négligera pas certains détails.

Après un court entretien, la patiente m'explique :

– C'est M. Adam de la chambre 5 : depuis qu'il est parti, je me sens seule, je n'ai plus envie de rien. Il venait tous les soirs dans ma chambre. On ne m'avait pas caressé la marguerite depuis quarante ans…

Chambre 8 :

M. Job, cinquante-six ans. Ivrogne incorrigible, il se rapprochait au plus près de la définition du baba au rhum humain. Tellement confit par l'alcool, il me croyait capitaine de navire (ou Gengis Khan, selon les jours) et prenait Blanche pour Mata Hari. Après vérification, je n'ai jamais envahi la Chine, Blanche n'a jamais trahi son pays. Promis.

Il y a treize ans : M. Job était représentant de commerce, marié, père de deux enfants, il avait une maison, une voiture, un poste de télévision. Puis il a perdu son boulot, l'a caché à sa femme, laquelle l'a su et l'a quitté. Envolées la maison, la voiture, la télévision ! Comme il n'avait plus ses parents, pas de frères, pas de sœurs, pas d'amis − parce que oui, cela existe, des gens sans amis −, il s'est retrouvé sur la chaussée, avec sa b…e, son couteau, son cœur en miettes.

J'appréciais M. Job. Son existence est une leçon : personne n'est à l'abri de se prendre les pieds dans le tapis de la vie et de dégringoler l'escalier social. Grâce à la médecine, j'ai perdu tous mes préjugés.

Sur la fin, cet homme avait la peau jaune comme l'écorce d'un pamplemousse : il était en pleine gestation d'une ascite à faire pâlir de jalousie une parturiente enceinte de quadruplés. Un peu prêtre, il avait marié une cirrhose alcoolique à un carcinome hépatique. Ils ont fait des bébés : os, poumons et cerveau. « Je suis perfectionniste : quitte à être malade, autant le faire bien. » Il appelait cela « réussir son grand chelem… ».

Nous voulions qu'il souffre le moins possible :

− Qu'est-ce qui vous ferait plaisir ?

Il a répondu sans hésitation et avec gourmandise : « Un croque-monsieur et un dernier whisky pour la route. » Pas vraiment dans les recommandations de la Haute Autorité de Santé. On s'est débrouillés pour lui dénicher une bouteille, introduite clandestinement dans le service, cachée sous une blouse. Je revois encore la scène : M. Job mange son croque-monsieur, boit son verre avec délectation. Il est mort cette nuit. Au petit matin, Blanche lui a trouvé un sourire jusqu'aux oreilles. Il l'avait eu, son dernier whisky pour la route…

20 heures, en haut, chambre 7.

Quand je raconte l'histoire à la patiente de la chambre 7, je m'interromps à ce moment de l'histoire. J'ai peur de ce qu'elle va dire. Elle le dit :

— Dieu sait si la route est longue.

J'acquiesce en baissant la tête.

Amélie toque à la porte et me tend un masque de chirurgie :

— Pour ta douche, demain. Je l'ai essayé, la légionelle ne nous aura pas.

Je savais qu'Amélie trouverait une solution ! Elle en dégote toujours.

L'interne chuchote en jetant un coup d'œil à la patiente :

— Elle ne mange pas ?

Je fais signe que non.

— Alors, c'est à moi de jouer.

Elle me parle longuement à l'oreille. Mon sourire s'élargit de plus en plus.

— À quoi jouez-vous, tous les deux ? s'inquiète la femme-oiseau-de-feu.

La jeune fille s'assoit près de la patiente et me désigne du doigt :

— Ce jeune homme a deux histoires. Une courte et une longue. Laquelle voulez-vous en premier ? La courte ? C'est bien, je voulais aussi commencer par celle-là, annonce-t-elle sans laisser la patiente émettre le moindre son.

Elle sort de son sac une boîte de macarons.

— Cela ne vous embête pas si je les pose ici ? J'ai peur de les écraser dans mon sac. Ce sont vos desserts préférés, paraît-il. Je les ai cuisinés moi-même, dit-elle en m'envoyant un clin d'œil discret. Donc, l'histoire qu'il vous racontera met en scène deux internes que vous connaissez déjà un peu : lui et moi. Elle se déroule il y a quatre ans.

Elle me pousse du coude :

— Vas-y !

— Dernier jour de stage dans le service du grand Professeur Geber. Il vérifie que nous avons correctement appris les gestes cliniques de base. Nous étions quatre à avoir tout validé, sauf le sacro-saint toucher vaginal. Pr Geber s'emporte : « Quoi ? Vous ne quitterez pas mon service sans l'avoir fait ! Toi, tu vas chambre 112, toi, tu vas chambre 113, toi, tu vas chambre 114, toi, tu vas chambre 115... » Moi, espérant y échapper, de m'écrier : « Mais, la 115, c'est un homme ! »

– Alors chambre 116. Et n'oubliez pas de bien palper le col utérin.

Chambre 116… : Mme Jiva, parkinsonienne, démente, le regard flottant et inquiet. Une pauvre petite chose… Je referme la porte, doigtier lubrifié au bout du doigt, nausée au bord des lèvres. J'y vais ? J'y vais pas ? J'attends en souriant à Mme Jiva. Je lui tapote la main pour la rassurer (temps moyen estimé d'un toucher vaginal digne de ce nom : cinq minutes).

Au bout des cinq minutes, je ressors de la chambre et je mens au Pr Geber :

– C'est fait.

Il me tape sur l'épaule. Cela fait vieux Sioux fier du jeune Indien après son rite initiatique, celui où il a été enduit de miel, attaché à un poteau et livré toute une nuit aux morsures des fourmis rouges, sa tribu dansant autour de lui, la trogne tartinée d'argile blanche.

Amélie s'exclame :

– Moi non plus, je ne l'ai pas fait ce jour-là ! Mais toi, j'ignorais !

– Hélas… À ma grande honte, j'ai pensé : « Je demanderai à ma copine. Après tout, elle me doit bien ça : le mois dernier, elle a menti en prétendant avoir validé la pratique du toucher rectal prostatique… »

La patiente et Amélie ouvrent des yeux ronds comme des écoutilles.

– Je plaisante !

Soupir de soulagement. Nouveau coup de coude d'Amélie :

– La deuxième histoire, m'intime-t-elle.

– Elle est magnifique. Nous étions encore externes, en stage dans le service du professeur Geber, très justement renommé par votre serviteur Chef Léonidas. J'ai cherché comment vous le décrire simplement : si vous vous questionnez sur l'origine du coup de pied au cul, sachez qu'il en est l'inventeur ! Chef Léonidas pratique la « pédagogie spartiate » (ou « grands coups de tatannes dans la tronche... »). Il fait peur. Donc, nous sommes en réunion pour la grand-messe du jeudi. Chacun présente un patient. Amélie commence :

– On l'a thyrodido... thyrododo... thyroectododi... Bref, on lui a sorti la thyroïde.

Chef Léonidas :

– On lui a QUOI ?

Amélie, avec d'infinies précautions :

– On lui a retiré la glande thyroïde de la loge thyroïdienne, professeur.

– On dit « thyroïdectomiser ». Les externes gagnent-ils trop peu pour ne pas pouvoir se payer une orthophoniste ?

Rire du sous-chef qui a la langue râpeuse à force de lécher des culs.

Moi, je pense : « Tagada ! Youpla boum ! Allez !
On ne peut rien contre la fête ! » Amélie finit sa
présentation. Elle veut devenir urgentiste et les précautions langagières, les urgentistes s'en cognent un
peu...

Savez-vous qu'elle sera une merveille de médecin ?
Les gens auront de la chance de la voir tendre la main
quand leur voiture s'encastrera dans un platane.

– Arrête, tu me gênes !

– Le professeur se tourne vers moi. Je pense encore
« Tagada ! Youpla boum ! Allez ! Vive la fête ! » Et
j'ajoute...

Amélie pose un doigt sur ma bouche pour me faire
taire :

– Désirez-vous la suite de l'histoire ?

La femme-oiseau-de-feu, suspendue à mes lèvres,
hoche la tête avec avidité. Amélie annonce sur le ton
de la gourmandise :

– Elle est surprenante. Vraiment. On ne s'attend
pas à la chute. Vous l'adorerez.

– Racontez-la !

Amélie se lève, l'air narquois :

– Demain matin. Et seulement si Fabienne m'assure que vous avez dîné copieusement ce soir, dévoré
les macarons et pris votre petit dejeuner. Bonne
nuit !

– La fin de l'histoire !

Amélie me regarde. Parfois, son intelligence est
effrayante.

– Demain ! 9 heures précises !

Amélie a déjà un pied dehors.

– Vous ne pouvez pas partir comme ça ! crie la femme-oiseau-de-feu.

Je me retourne :

– Vous non plus.

Un peu après 20 heures.

Nous récupérons nos habits de civils et déposons nos blouses à la buanderie. Ma collègue se lance dans une série d'étirements complexes, telle une athlète après la course.

– Elle mangera mes macarons, affirme-t-elle en touchant ses pieds du bout des doigts. Pour quatre raisons :

1. Connaître la fin de ton histoire ; 2. Te faire plaisir ; 3. Me faire plaisir aussi : j'ai confectionné les gâteaux moi-même ; 4. Elle ne peut pas lutter contre les neuromédiateurs. Personne ne peut.

– Les neuromédiateurs ? Qu'est-ce que tu racontes ?

– Le glutamate mono-sodique est un neuroexcitateur puissant. En plus d'être un exhausteur de goût, il favorise l'appétence. C'est à cause de lui que les paquets de cacahuètes ou de chips fondent comme neige au soleil.

– Tu as mis du glutamate dans les macarons ?

– Pas seulement : sais-tu combien de temps cela prend de préparer des macarons en incorporant des compléments proteinés et multivitaminés à la pâte ? Chacun de mes macarons a la valeur nutritive d'un beefsteak de 200 g. Demain, je lui raconte la fin de l'histoire. Ensuite, tu lui fais courir un marathon.

JOUR 5

Que reste-t-il de nos amours ?,
Charles Trénet.

Un peu avant 8 heures, à l'internat.

Ce matin, je prends ma douche avec un masque chirurgical. Quatre internes et une bactérie mortelle, tous nus, portant un masque de canard sur le visage.

Si Dieu existe, il doit parfois se tordre de rire.

8 heures, à l'hôpital, en haut.

Amélie s'installe, prête à écouter la chute de l'histoire.

Sur le pas de la porte, j'hésite. J'éprouve de plus en plus de difficultés à entrer dans la chambre 7. Sitôt hors de la pièce, je me fais un monde d'y retourner. Dans quelques jours, ma volonté sera telle la mayonnaise dans le tube. Quand elle est sortie, il est impossible de lui faire rebrousser chemin.

La jeune fille observe la boîte de macarons. Vide.

– Félicitations ! Vous avez rempli votre part du contrat, je remplirai la mienne !

– Ils avaient un goût bizarre, précise la femme-oiseau-de-feu.

– Mauvais ?

– Non, délicieux. Mais bizarre.

– C'est la maladie, ment-elle sans sourciller. Elle modifie la sensibilité de vos papilles gustatives. Venons-en à la suite de notre histoire... Où en étions-nous ?

– Baptiste s'apprêtait à présenter un patient au terrifiant Professeur Geber.

J'enchaîne :

– M. Lulle, quatre-vingt-treize ans, est resté au sol seize heures avant d'être amené à l'hôpital. Il n'arrivait pas à se relever. Cela porte le nom très imagé de syndrome de la tortue, car, à l'instar de l'animal renversé sur sa carapace, le patient est coincé sur le dos. Je termine ma présentation, plutôt satisfait. Chef Léonidas, plutôt dubitatif :

– Ton patient, l'as-tu mis par terre ?

– Pardon ?

Lui, comme si j'avais de la féta dans les oreilles :

– EST-CE QUE TU AS MIS LE PATIENT PAR TERRE ?

Je pense : « Oui ! Je l'ai déshabillé, jeté au sol, fouetté avec une pelle en hurlant des chants militaires allemands après avoir enfilé ma combinaison lapin en latex rose que les vieux de quatre-vingt-treize ans adorent. »

Alors je dis :

– Non. Pou... Pourquoi ?

– Ton patient, tu le mets par terre, tu observes pourquoi il ne se relève pas et tu lui montres. Comme ça, quand il retombera, et, crois-moi, ils retombent toujours, tu lui auras appris à se relever. OK ?

Dix minutes plus tard, M. Lulle, affolé, étendu sur le dos, se tortille sur le sol telle la tortue sur le sable. Comment me dépatouiller de cette situation ubuesque ? En adoptant la seule attitude sensée : je m'allonge à côté de lui et, tous les deux, on apprend à se relever.

Moralité : avant de soigner celui qui boite, enfile ses mocassins. Notre métier sert aussi à relever les gens tombés. Littéralement.

Silence dans la pièce. Juste la voix d'Amelie qui s'élève :

– Tu as une combinaison lapin en latex rose ?

Nous rions.

Arrivée tonitruante de Chef Viking :

– Il n'y a personne en bas ! Très calme !

Cela signifie « trop calme ». Chef Viking redoute l'ennui.

– Je vous raconte une sortie en SAMU qui m'est revenue en mémoire. Je peux ? fait-il en désignant le lit.

– Bien sûr !

Le chef s'assoit.

– Je ne reste pas longtemps. Une fois, j'ai été appelé dans un camping : une jeune fille est tombée et sa jambe fait un angle de 90 degrés, ce qui n'est ni physiologique ni idéal pour courir le 100 mètres. Nous sommes dans la voiture lancée à fond de train quand le régulateur, par téléphone, nous précise :

– J'ai oublié de vous prévenir, il y a une surprise…

À l'arrivée au camping, un premier bonhomme, une bonne femme, trois enfants, une mamie, deux papis et finalement toute une foule.

– Bordel, ils sont tout nus !

Le régulateur :

– Surprise !

En général, je n'aime pas être surpris. Surtout par des gens sans textile…

– Venez, docteur, venez, elle est là-bas. Elle avait froid, alors on l'a couverte.

« J'ai vu la chose la plus drôle de ma vie. La jeune fille avait un pull posé en travers du ventre. En haut : rien. En bas : rien. Balcon et cave en plein courant d'air. Après l'avoir stabilisée, je me suis assis au pied d'un arbre pour rédiger mon observation. »

Il secoue la tête :

– Vous savez, madame, il y a une leçon à retenir en cas d'intervention dans un camp nudiste. La position assise est fortement déconseillée. À peine avais-je attrapé mon stylo que tout un cercle se formait autour de moi : des papis, des mamies, des femmes, des hommes (beaucoup d'hommes. Trop…).

Un bobo par-ci, un bobo par-là, ils avaient tous quelque chose à me montrer. Mais ce n'étaient pas leurs petits bobos qui me sautaient aux yeux à cette hauteur-là. Jamais je n'ai été cerné par autant de pénis et de vagins de ma vie. Croyez-moi, on n'oublie pas certaines images. On aimerait, mais on ne peut pas.

Il se tourne vers moi et d'un ton professoral :

– Ne t'assois jamais dans un camp nudiste, tu m'entends ? Jamais.

J'acquiesce sans moufter.

– Sans rire : pendant un mois je ne pouvais plus voir quelqu'un tout nu. Je faisais l'amour dans le noir.

La vie de Chef Viking est un tourbillon de froufrous et de femmes. Une mère et quatre sœurs. Ensuite ? Quelques aventures et, finalement, les grandes amours de sa vie : son épouse et leurs quatre filles.

Il est le lion flamboyant qui veille, le ventre plein et l'esprit somnolent, sur sa horde de lionnes.

Comment rencontra-t-il son épouse ?

Très jeune, à dix-neuf ans, il était allongé au bord d'une piscine avec son ami Aureliano, quand elle passa devant eux.

– Qui est-ce ?

– La fille du maire, tu n'as aucune chance.

– Je finis ma sieste. Je lui sauve la vie. Je l'épouse, asséna-t-il avec nonchalance.

Trente minutes après, elle manquait de se noyer. Chef se leva, s'étira comme un chat, prit son élan et la sortit de l'eau.

Il l'épousa dans la foulée.

– Il ne faut pas avoir des malaises comme cela, mademoiselle.

Elle ouvrit les yeux, découvrit son sauveur, pensa qu'elle aurait dû avoir des évanouissements bien plus tôt.

Au mariage, on lui demanda un discours, il regarda sa femme, regarda Aureliano :

– J'ai dit que je finissais ma sieste, que je lui sauvais la vie, puis que je l'épousais.

Il haussa les épaules :

– Ce que je dis, je le fais.

L'autre jour, Chef Viking a été appelé sur un carambolage, il a dû expliquer l'inexplicable : dire à des parents que leur fils unique, né après plusieurs années d'assistance médicale à la procréation, était mort sur le coup.

Chef Pocahontas s'est rendue sur les lieux d'un accident de voiture, elle a annoncé à deux enfants de huit et onze ans que leur mère, la conductrice, ne serait pas là pour fêter leur bac ni les accompagner le jour de leur mariage.

Chef Pocahontas et Chef Viking ont respectivement un mari et une épouse. Ils ont chacun des enfants et ne se voient pas en dehors du boulot, ne trinquent pas, ne jouent ni au tennis ni au Scrabble ensemble.

Chef Pocahontas et Chef Viking sont simplement collègues. Parfois, quand le poids est trop lourd, quand ils ont besoin de vider leur sac, ils s'appellent et se confient.

Il y a des choses, personne d'autre ne les comprendrait.

Un peu avant 9 heures, chambre 7.

La patiente est très faible. Pâle, mais courageuse. Elle dit qu'elle s'accrochera, jusqu'au retour de son fils.

— Thomas, je l'aime. Même quand il est insupportable. Et toi, tu as des enfants ?

Je manque de m'étouffer.

— Non.

— Prends ton temps. Le jour où ils sont là, un seul sentiment domine ta vie : la peur. Tu m'entends ? La peur ne te quitte plus. Dès l'instant où ils disparaissent de ton champ de vision. À chaque seconde. Une crainte irraisonnée.

— Vous exagérez ! Le monde n'est pas si dangereux que ça...

Une idée me traverse, pour la stimuler :

— Comment est-il, ce fameux Thomas ? Je passe mon temps à vous parler de nous, mais vous ne me confiez rien sur lui...

Son visage s'illumine, elle parle de son fils comme on croque une praline.

— Il est magnifique : les mêmes yeux que toi, mais avec des cheveux bruns. Tu en connais beaucoup, toi, des bruns aux yeux verts ? Il a redoublé sa médecine en première année. Il sort tard le samedi soir avec ses amis et roupille jusqu'à midi le dimanche matin. Si je ne le réveillais pas, il dormirait toute sa vie. C'est insupportable, un ado, même quand ça dort.

Ses yeux se font lointains. Elle semble sur le point d'avouer quelque chose de grave, hésite, essuie une larme, hésite encore et finalement :

— Surtout quand ça dort.

— Il n'est plus adolescent, il a presque terminé ses études de médecine.

Elle se moque :

— Vous êtes tous des enfants qui jouent au docteur.

— On en reparlera quand vous souffrirez et que Blanche vous prescrira des antalgiques !

9 heures, en haut.

En route pour descendre aux Urgences, je passe devant la chambre 2. J'ai oublié de vous parler de ce malade. Toutes ces chambres, tous ces numéros, ce n'est plus un hôpital, c'est un tiercé. Le patient de la chambre 2, l'Homme-Éponge-de-mer, s'en va.

Os, poumons, foie, prostate... peu importe : un petit crabe a pris ses aises, et lui, il s'en va.

Il ne communique plus, ne fait plus un geste. Il est là où nous le posons. Peut-être rêve-t-il. Espérons.

« Anasarque » : jargon médical, mot barbare... Il a tellement d'œdèmes que l'eau s'est infiltrée partout. Dans les poumons, dans l'abdomen, à travers la peau. Voilà l'Homme que la Mort change en fleuve. Il déborde, sort de son lit. Impossible de tenir sa main, elle glisse. Son corps pleut sur les draps : il faut les changer continuellement. Il ne parle plus, mais se répand.

Je ne peux pas m'empêcher de lui imaginer mille vies.

Un jour, l'Homme de la 2 a été un enfant. Il est peut-être tombé de vélo et son père l'a remis en selle.

Un jour, il a appris l'alphabet, volé des cerises, regardé la chenille s'enfermer dans son cocon pour devenir Mystère, fait l'amour une première fois... Il a goûté du vin, joué avec le feu, bu du café, mis un déguisement, passé son bac, son code, son permis, mangé gras/salé/sucré, dansé, couru, pleuré, raté un bus, détesté, souffert, fait souffrir, tordu la queue des pommes pour faire un vœu, voyagé, vu les Pyramides, *La Joconde*, Saint-Pierre de Rome, un Turner, un Pollock, nagé, prié, dévoré une tarte encore chaude, eu mal au ventre à cause de la tarte, mis des chaussettes trouées, travaillé, frappé à des portes, tourné des milliers de poignées, acheté un téléviseur, étendu du linge, aimé... Avec de la chance, il a aimé.

Peut-être, un jour, a-t-il eu un fils qui est tombé de vélo : il l'a remis en selle comme son père et le père de son père avant lui.

Voilà l'homme et les vies que je lui prête. Des vies banales. Les nôtres. L'Homme-éponge-de-mer me ramène au livre en tamoul offert par ma mère : *Ellâm onru*. Cette langue est une des plus anciennes de l'humanité.

Le titre signifie littéralement : « Tout est un. »

Il y a trois ans, je partais remarier mes parents en Inde. Trente ans de mariage. Ce pays est celui de tous les superlatifs : le plus coloré, violent, parfumé, agressif, vivant, ébouriffant, indolent, exotique... Une marmite en ébullition.

Cette chaleur ! Les gens faisaient la sieste, à même le trottoir, je déambulais entre les corps assommés.

Là, d'avant en arrière, un homme secouait sa mère depuis trop longtemps.

J'examine : pas de pouls, pas de respiration spontanée, réflexe photo-moteur inexistant.

La pauvre mère était livide, rigide... Toute froide aussi. Une maman-truite sortie d'un fleuve en hiver.

Appeler le SAMU ? Pas de SAMU en Inde.

Mais chercher des gens du regard, mettre ma main sur l'épaule du fils et prononcer ces mots horribles :

— *She is gone.*

Des femmes le consolèrent. Je fis cent mètres, vomis au pied d'un arbre. Dix mètres plus loin, je remis ça. Il y a beaucoup d'arbres à Pondichéry.

Alors ? Retourner à l'hôtel, dormir longtemps, se poser des questions. Beaucoup de questions.

L'Inde, pays de tous les superlatifs. Parfois, aussi, pays le plus triste.

Ce soir-là, ma mère déposait sur mon oreiller un brin de jasmin et un petit traité de philosophie hindoue. *Ellâm onru.*

Tout est un.

Ce que nous sommes ne nous appartient pas. Ce que nous aimons, ce que nous haïssons, ce que nous portons à bout de bras, ce que espérons, nos actes de bonté et nos moments de lâcheté se répercutent à l'infini. Tout est lié.

Il y a des milliards d'êtres humains, il n'y a pas d'autre humanité que la nôtre.

Ellâm onru.

J'ai égaré ce traité, je l'ai cherché partout, j'ai retourné le matelas de ma chambre, vidé les tiroirs, fouillé derrière les plinthes... Je l'ai perdu et cela me rend malade.

C'était il y a trois ans. Puis on a diagnostiqué une terrible maladie à ma mère. Elle est morte deux ans plus tard.

Un mot : fulgurant.

9 heures, en bas, box 4.

Encore et toujours l'argent à l'hôpital. Je pourrais donner un millier de raisons pour lesquelles nous réclamons de l'argent, mais cela paraîtrait suspect.

Un exemple ?

Je reçois Sylvester Midas, box 4. Il doit passer un scanner. Ce n'est pas spécialement urgent, mais il attendra quatre heures. Pas moins.

Il peste, Sylvester, le cul sur son brancard, la perf' au bras droit, il trouve le temps long et dégommera le premier Viêt-Cong qui passe. Pas de chance pour moi. Après m'être fait brocarder, j'explique :

— Le scanner a coûté trop cher à l'hôpital. Pour le rembourser, nous rétrocédons une partie de son utilisation à des vacataires privés. Ce sont des radiologues extérieurs à l'hôpital public.

Il me regarde, ses yeux sont des grenades dégoupillées : pour lui, j'ai parlé vietnamien. Je cherche à abréger mon explication. Éclair de génie :

— C'est la faute aux banques.

J'ai hésité entre ça et le réchauffement climatique. Deux explications très plausibles à notre époque. La première solution paraissait plus crédible.

Il fait rouler ses muscles sous ses tatouages, me jauge et lance :

— D'accord.

J'avais raison : ma solution était la bonne.

— Je voudrais un verre d'eau.

— Impossible. Pas avant le scanner. On vous laissera peut-être à jeun selon le résultat. Avez-vous vraiment très soif ?

— Non, dit-il, j'ai chaud.

Je hausse les épaules :

— C'est le réchauffement climatique.

Je suis un génie !

En vérité ? Faute de financement, l'hôpital public est obligé de prostituer la santé des gens. Voilà pourquoi nous quémandons des sous, pourquoi nous courons après la pépite d'or joueuse. Pour ça et pour le champagne, les cigares et la cocaïne.

Je plaisante, on ne se drogue pas à l'hôpital. En revanche, qu'est-ce qu'on...

10 heures, en bas.

M. Valentin Copper. Je réussis à l'hospitaliser dans les étages. Il s'en sort bien malgré un abcès de la jambe. Pourquoi s'est-elle infectée ? Son hygiène laisse clairement à désirer... Personne ne s'occupe de M. Copper. Il vit dans une famille d'accueil, mais jamais ce mot n'a été plus inapproprié. Pourtant, elle est grassement rémunérée pour en prendre soin... À force d'être sale, son pied ressemble à une tartine de roquefort oubliée au frigo. Pour l'examiner, j'ai enfilé plusieurs paires de gants. J'ai un contentieux avec les microbes. Ils sont partout, invisibles, prêts à jouer un mauvais coup. Très tôt, j'ai su qu'eux et moi nous ne serions jamais amis.

Quand vous touchez un objet (je ne parle pas de la jambe de M. Copper, je parle d'un objet banal : votre téléphone, votre volant...), ils sont des milliards à s'agripper. Quand vous toussez, vous en expulsez des milliards. Nous vivons, en permanence, au sein d'un nuage bactérien.

Enfant, à la cantine, lorsque mes amis convoitaient mon éclair au chocolat, ils touchaient du bout de leurs doigts le délicat glaçage en chocolat.

Je regardais l'empreinte de l'index creusée sur mon gâteau et poussais vers eux le dessert intact :

– Tu peux tout manger...

Je n'ai pas fini beaucoup de pâtisseries à la cantine...

La déesse du pire est la poignée de porte des toilettes. Que de contorsions pour échapper à son contact !

Ma seule arme ? Me laver. Plusieurs dizaines de fois. Mais se savonner sans cesse attire l'attention.

Pourquoi me suis-je lancé dans les études de médecine ? Plus vous lavez vos mains, moins vous paraissez suspect. Mieux : plus vous semblez professionnel.

On a tous des raisons secrètes d'être soignant. Moi, j'avais peur des poignées de porte.

Je passe un coup de téléphone, mais la famille de M. Copper reste injoignable. Il y a des familles absentes et d'autres que nous préférerions n'avoir jamais rencontrées. Celle de ma prochaine patiente, par exemple… Je mets en attente le dossier de M. Tartine-auroquefort pour m'occuper d'une vieille dame. J'ouvre son dossier :

- Nom : Cervantès.
- Prénom : Consolación.
- Âge : quatre-vingt-sept ans.
- Motif d'hospitalisation : chute dans les escaliers.

Pas de fracture, merci pour elle, mais une luxation de hanche, réduite aux urgences. L'articulation est en place : une simple surveillance à la maison suffira, radiographie dans quelques jours.

Je l'observe : Consolación, petit oiseau déplumé, toute molle dans son brancard, le cuir fripé, le visage crispé. On a envie de lui fabriquer un nid chaud et douillet avec les bras. Ce matin, votre serviteur est d'humeur bienveillante : la guerre, c'est mal et le massacre des bébés phoques aussi. Dites non à la drogue !

Je m'approche de ses enfants. Il y a son aînée, la brune à l'œil de travers, et la cadette, la blonde triturant nerveusement la bretelle de son sac à main.

L'une après l'autre, devant leur mère, affirment catégoriquement :

- On ne la prendra pas ! On a des choses à faire… Vous nous la garderiez ?

Je leur demande de répéter, pensant avoir mal entendu.

Non, mon audition est parfaite. Elles ne veulent pas de leur mère.

J'hésite entre les gifler ou leur expliquer que l'hôpital public n'est pas un hôtel. Au final, je me tourne vers Consolación :

— Avez-vous mal ?

— Oui.

J'ignore si elle parle de la hanche ou du cœur. Comme je ne peux rien pour le cœur, je lui rapporte un antalgique et me bats pour lui décrocher une place dans les étages.

Même dans le plus petit service du plus petit hôpital public, je trouverai des aides-soignants et des infirmiers mieux outillés pour la compassion que les filles de Consolación.

Je repense à M. Copper, seul dans son box, attendant des nouvelles de ses « proches ».

Certaines familles ont « des choses à faire » quand l'un des leurs est malade.

Je déteste ça.

Plus tard, au moment où j'entre dans le box 2, je croise l'une des filles de Consolación. La blonde et son tic avec le sac à main.

Elle m'arrête. Elle a senti mon trouble et me détaille comment leur mère les a rouées de coups pendant des années. L'amour appelle l'amour. La reconnaissance appelle la reconnaissance. Le désintérêt appelle le désintérêt. Je retiens la leçon, on ne sait pas pourquoi les gens sont comme ils sont. J'aime la première phrase d'*Anna Karenine* : « Toutes les familles heureuses se ressemblent, les familles malheureuses le sont chacune à leur façon. » On a tous des milliers de raisons d'en vouloir aux gens qu'on aime. Peut-être autant de manières de leur pardonner.

11 heures, box 2.

Mélanie, onze ans, vient pour une entorse bénigne de la cheville. Ses parents l'accompagnent.

On plaisante, ils me trouvent sympa, je les trouve sympas. Tout le monde se trouve sympa ! Il manque juste un peu de Champomy et la fête sera plus folle. L'infirmier m'apporte le téléphone. À l'autre bout du fil, c'est la famille d'accueil de M. Copper. Enfin ! Je leur explique pourquoi le vieil homme est hospitalisé : sa jambe s'est transformée en boîte de Pétri par défaut d'hygiène.

Leur réaction ?

La famille m'agonit d'insultes, car, « il est dans un hôpital trop loin pour nous, ça va nous coûter cher en essence pour venir ».

Petite rectification : j'étais d'humeur bienveillante. Finalement, la guerre, ce n'est pas si mal et le massacre des bébés phoques non plus. Oui à la drogue !

Je retrousse les babines et montre les dents au combiné :

– Avez-vous vu l'état de ses pieds ? Quand j'ai enlevé ses chaussettes, un ongle de la taille d'une griffe de velociraptor est tombé. On éplucherait des patates avec cet ongle ! Vous auriez nettoyé ses pieds plus souvent, sa jambe ne se serait pas transformée en tartine de fromage, il ne serait pas hospitalisé, sa vie ne serait pas en danger. CQFD. Salut !

Je raccroche en jurant en espagnol. Citoyen du monde, je parle français, jure en espagnol, prie en hindi, et fais l'amour en italien (ou en yiddish, cela dépend si les jours sont pairs ou impairs).

Je me retourne vers Mélanie et sa petite troupe : ils me trouvaient sympa… maintenant, ils me craignent un peu. Je détends l'atmosphère, j'ouvre grands les bras, indique la radiographie du doigt et souris à m'en faire péter l'articulation temporo-mandibulaire :

– Mélanie aura des pieds immenses et la taille de son père. Peut-être même plus grande encore ! Mettez-la au basket !

Je pense annoncer une bonne nouvelle. La gamine me regarde et, comme si j'étais Dieu le Père fléchissant définitivement la courbe de son destin, elle me dit :

– Mais, moi, je veux devenir jockey !

Là, je reste interdit, je suis tombé sur la seule gamine de onze ans rêvant de devenir jockey. Je pense à 1 000 km/h et réponds :

— Tu seras jockey. *Of course*. Avec un cheval. *Of course*. Un cheval très très grand.

J'aime réfléchir à 1 000 km/h. Je réfléchis en anglais. *Of course*.

J'étais donc en train de faire des claquettes british dans ma tête quand Brigitte arrive, téléphone à la main et sourire jusqu'aux oreilles :

— Il y a une dame au téléphone, elle a un gros, un très gros problème. J'ai tout de suite pensé à toi. À toi et à la patiente là-haut. C'est une bonne histoire...

Le doigt posé sur le combiné, elle chuchote :

— C'est gratiné !

De temps en temps, on a ce genre de coup de fil. Il nous fait sourire ou nous irrite si on a mangé mexicain ou thaïlandais.

— Bonjour docteur, je lis mon thermomètre et je fais 34 degrés.

Premier réflexe :

— Comment avez-vous pris votre température ?

Sachez-le : il y a des zones plus chaudes que d'autres dans le corps. D'ailleurs, la même zone est amenée à fluctuer (par exemple, le cerveau devient froid devant les reportages animaliers, mais chaud le samedi soir très tard sur certaines chaînes...).

Réponse totalement incompréhensible de la patiente :

— Sous le bras. Mais je suis électro-sensible, et les ondes téléphoniques sont comme des micro-ondes.

203

Pensez-vous que, dans la mesure où elles chauffent le corps, elles peuvent *a contrario* refroidir ma peau ?

C'est d'une logique imparable et il y a sûrement un épisode de « C'est pas sorcier » avec Fred et Jamy, intitulé « De l'effet dermo-refroidissant des micro-ondes sur l'augmentation de la température corporelle ».

– Avez-vous un portable ?

– Non, mais il y a une antenne relais à cent mètres en face de chez moi. Dans le bus, quelqu'un téléphonait à côté de moi. Est-ce possible ?

Je regarde Brigitte. Elle se marre comme un bossu.

Comment s'en tirer ? Nouveau tour de claquettes qui fonctionne toujours : déléguer au spécialiste.

– Je ne vois qu'une chose à faire : appelez votre opérateur, il vous répondra !

Il y a une plateforme téléphonique au Bangladesh où un pauvre bonhomme ignore ce qui lui tombera dessus dans quelques minutes.

Les gens ne se rendent pas compte : pour nous, l'apparition des smartphones a été une révolution, particulièrement dans les échanges interculturels. Les téléphones bien employés, c'est l'antique tour de Babel recommencée.

On reçoit tous des patients aux origines diverses. Roumains, Malgaches, Italiens, Espagnols, Anglais (beaucoup d'Anglais !), Portugais, Suédoises (oups !), Suédois (aussi), Allemands, Turcs…

Toutes ces cultures, c'est magnifique, c'est universel. Comme la peur des docteurs : même venant de l'autre bout du monde, on a peur des médecins.

Mais j'ai la parade ultime.

La maladie, la peur n'ont pas de frontières ? LA MUSIQUE non plus, *baby* !

Le patient est là, allongé sur son brancard, stressé, il vous entend baragouiner en français, tenter maladroitement de parler spanglish, itanglais ou turco-germanique avant de lui sauter sur les flancs pour palper un estomac douloureux, un rein enflammé ou une vésicule (Petit Poucet semant des petits cailloux le long des voies biliaires).

Une idée ?

Je sors mon téléphone :

– *Musica* ?

Comme si de rien n'était, je choisis une musique « au hasard ».

J'ai, dans ma liste, un hit pour chaque pays du monde. Si j'écris aujourd'hui, c'est pour que mes amis comprennent enfin : non, je n'écoute pas la *Kalinka* par plaisir (encore que… tout nu… bien accompagné… y'a moyen de s'amuser…).

Je mets la musique, le visage du patient s'illumine et tous, invariablement, pointent du doigt le téléphone en hochant la tête, l'air de dire : « Et mais c'est un peu de mon chez-moi que tu m'apportes ! »

Et là, je m'attaque à leur abdomen !

Deux remarques :

1 – Dieu merci : je n'ai jamais eu à soigner de patient chinois. On a beau ne rien comprendre, une chanson en mandarin, c'est tellement aigu, ça vous fait sauter un plombage.

2 – Juste un bémol à propos des patients anglais. *We Will Meet Again* est magnifique, mais à la trentième audition on a juste envie de fesser Vera Lyn avec une poutre en bois...

Ce n'est pas grave, le patient avant tout : 患者は本当にすべての上に行く !!!!!

13 heures, en bas.

M. Ibn Hayyan, soixante-douze ans, Algérien, libraire, plus ridé qu'une chemise roulée en boule, large plaie du bras. Suturer nous laisse le temps de discuter. Il roule les « r », me tutoie.

– Un peu de musique ?

Je pose mon téléphone, *El Baraka M'rennika* résonne à pleins tubes dans la salle de suture.

Visage épanoui de M. Hayyan :

– Tu connais Cheb Hasni ?

Moi, petit mouvement de tête indien qui ne signifie ni oui ni non et consiste à décrire un 8 avec la pointe du nez :

– Comme ci, comme ça !

Je mens comme un arracheur de dents place Djema-El-Fna.

– « Nous avons fait l'amour dans une vieille baraque en ruines » chantonne-t-il.

Je ne sais pas de quoi il parle, mais je me réjouis de savoir que, à soixante-douze ans, on peut encore faire la bête à deux dos. Je me promets d'être propriétaire à son âge : se frotter tout nu contre quelqu'un dans une baraque en ruine a l'air sympa, mais c'est un coup à attraper le tétanos.

On parle bouquins :

– Lis *Corps et âme* de Conroy. On n'a jamais rien écrit de plus beau sur l'Homme et sur la musique.

Moi, du tac au tac :

– Alors vous lirez *Cent ans de solitude* de García Marquez. On n'a jamais rien écrit de plus beau tout court. Jamais.

Je suis toujours très nuancé et mesuré.

On parle religion. Il ne pratique plus : « Je ne suis pas mécréant, mais j'aime trop Dieu pour l'enfermer dans le dogmatisme étriqué des Hommes. »

Je partage avec lui mon émerveillement devant la non-dualité dans la philosophie hindoue. Il est effondré par le conflit israélo-palestinien.

Il lira *Cent ans de solitude*. Moi, je filerai chercher *Corps et âme* après ma garde : il y a pire comme devoir à la maison. Très peu de chance qu'on se revoie un jour, lui et moi, mais nous lirons ces livres, et nous nous souviendrons de cette discussion. C'est le plus important.

Notre métier est avant tout une succession d'échanges enrichissants. Nous rencontrons des gens. Des corps malades, bien sûr. Mais des personnes. J'essaie chaque soir de faire l'inventaire des gens qui m'ont touché. Je suis comme l'avare comptant ses pièces ou le joaillier lustrant ses perles. Je collectionne de l'humain, dans ma tête. Je tente de saisir l'unité essentielle derrière la multiplicité des visages. Il arrive que tout se confonde en un maelström informe de bouches, nez, fronts, plaies, maladies, sourires et regards clairs. Tout se mélange et les visages m'échappent. Ce n'est pas grave : *Ellâm onru*. Tout est un.

18 heures, en bas, box 4.

Votre serviteur est crevé. Fin de garde : mal aux jambes, mal au dos, mal au cœur, très triste, pas mangé, pas bu, j'ai un rhume (avec ces morveux qui éternuent sur vous, y'a moyen de crever 314 fois).

J'entre box 4 : petite Lily, quatre ans, avec sa mère.

— Bonjour, je suis interne, et c'est moi qui vais examiner votre fille.

La mère, griffes sorties, bave aux lèvres :

— Trois heures qu'on attend ! Vous êtes des incapables ou des fainéants ? Même en Chine, on n'attend pas comme ça. Et ils sont un milliard, les Chinois ! INADMISSIBLE !

Je jette mon stétho, m'écroule sur le tabouret, ferme les yeux, bouche mes oreilles, pense à mes jambes, à mon dos :

– Je ne vois rien, je n'entends rien. Je vais me lever, reculer, passer la porte, la fermer avec mon coude pour être sûr de garder mes oreilles bouchées. Je ferai six tours sur moi-même, j'ouvrirai les yeux, déboucherai mes oreilles, rouvrirai la porte. Je me présenterai, vous aussi. CORDIALEMENT. Sinon je recommencerai. Jusqu'à décrocher un sourire…

Je sors à reculons, tourne six fois sur moi-même – regard ahuri de Brigitte –, puis je re-rentre dans le box :

– Bonjour, je suis interne, je vais examiner votre fille.

Et là, chose la plus charmante au monde, Lily m'applaudit, croyant que c'est un tour de magie ! Sa mère rit, s'excuse, je m'occupe de Lily comme un alchimiste d'un morceau de plomb : j'en fais de l'or, elle ira mieux, moi aussi…

19 heures, en bas.

M. Panda, soixante-quatre ans, est tombé sur un bambou. Droit dans la fesse gauche. Un bambou, c'est sec et c'est dur. Si, en plus, il est taillé en biseau, il y a moyen que la fesse de M. Panda s'en souvienne.

Il a un trou de la taille d'une pièce de deux euros. Un impact énorme. Même Carglass n'y pourra rien.

Je nettoie la plaie, retire plusieurs dizaines de débris.

– J'appelle le spécialiste. Je vous préviens : c'est un excellent chirurgien, mais c'est un con.

– Ah ! Pourquoi me dites-vous ça ?

– Parce qu'il va vous faire mal en vous examinant.

Le chirurgien, Chef Gueulard, arrive :

– Bonjour.

Et il enfonce son doigt dans le trou jusqu'à la garde, sans se rendre compte que le patient grimace de douleur.

La douleur du patient, Chef Gueulard s'en bat le beurre avec des baguettes chinoises.

Et vas-y que je trifouille à droite, en haut, en bas, à gauche, en bas... D'avant en arrière, son doigt danse la macarena dans la fesse gauche de M. Panda.

Chef Gueulard :

– On va vous opérer tout à l'heure. Pour agrandir la plaie et tout nettoyer.

Il sort de la pièce sans un mot de plus...

Je regarde le pauvre M. Panda. Il se mord la lèvre supérieure.

Je pose ma main sur son épaule :

– Je ne vous avais pas menti : c'est un excellent chirurgien...

Un peu avant 20 heures, en bas,
salle de soin.

Chef Gueulard, saint patron des cyniques, se tourne vers moi :

— Les informations circulent vite. J'ai entendu parler de ton obsession du cinquième étage. Je t'avoue avoir été intrigué. Ça s'appelle un contre-transfert. Ce n'est utile ni pour elle ni pour toi. Elle mourra bientôt. Et t'occuper de cette patiente n'empêchera pas ta mère de rester morte.

Celle-là, je ne l'ai pas vue venir.

Un mot : vertige.

Je bégaie cette pauvre phrase :

— Pensez ce que vous voulez.

Quel courage !

Prenez un ballon de baudruche en forme de lion, percez-le. Le Pshitttt ? C'est moi. En train de me dégonfler.

Chef Gueulard s'en va, je m'enferme aux toilettes et réfléchis : me suis-je trop investi avec la femme-oiseau-de-feu ?

Blanche m'a dit tout à l'heure :

— La patiente est de plus en plus somnolente.

Voilà tout ce que je sais : elle somnole. De plus en plus.

20 heures, en bas,
dans ma tête de lion cabossée.

Lorsqu'un orage mélancolique tonne sous mon crâne, je crée des liens entre des objets totalement différents. Un petit professeur coréen jaillit alors dans un nuage de paillettes noires, armé d'une cravache, et énonce avec sévérité : « Ovide, les piles du lapin Duracell, un chat. Vous avez quatre heures pour rédiger ! CHLAK ! »

Quatre heures ? Pfffff ! Moi, je vous fais cela en deux minutes : il me suffit d'une interne, d'une salle d'attente et des bons patients au bon moment.

Il y a une semaine, au bon moment, les bons patients :

– Mme Freud, quarante-deux ans, est arrivée aux Urgences avec son mari, M. Freud. Ils ont joué à des jeux d'adultes et leur jouet de 24 cm a été emporté dans le côlon de madame.

Sachez-le, deux lois universelles gouvernent le monde : celle de la gravité et celle du péristaltisme intestinal.

La première est la suivante : si vous jetez une pomme en l'air, elle vous retombe sur la gueule.

La deuxième dicte que si vous vous enfoncez trop profondément un objet oblong dans l'anus, le mouvement de votre côlon le fera remonter, mais jamais ressortir (à bon entendeur...).

On opère madame. Poussin au chirurgien :
— On fait quoi du sex-toy ?
— Tu leur rends ! Il est à eux…

Aujourd'hui, 20 heures, salle d'attente des urgences :

L'Homme a une propension naturelle à combler ses orifices.

Par exemple, M. Freud dans la salle d'attente. Légèrement à l'écart, penché en avant, il a manifestement très mal au ventre. Les gens le regardent bizarrement. S'il pouvait disparaître, il n'hésiterait pas.

Rrrrrrrrrrrrrrrrrrrr…

M. Freud ronronne. Plus exactement, son ventre ronronne. Il n'a pas avalé un chaton et, n'en déplaise à Ovide, il ne se change pas en félin… Non… Rien de tout cela…

Rrrrrrrrrrrrrrrrrrrr…

Cette fois-ci, c'est M. Freud qui a joué (encore un, direz-vous, et vous aurez raison) avec un jouet pour adultes.

Nul n'échappe à la deuxième loi de l'univers.

M. Freud, époux taquin de madame.

Dura lex, sed lex : même motif, même punition.

Rrrrrrrrrrrrrrrrrrrr…

Un vibromasseur, ça peut vibrer longtemps ?

Il y a des jours où l'on déteste le petit lapin Duracell.

Plus tard, au bloc opératoire :

On opère M. Freud. Poussin au chirurgien :

– On fait quoi du sex-toy ?

– Dis-leur qu'il a été perdu. J'en ai marre de voir leurs gueules.

Personne n'échappe aux deux lois universelles qui gouvernent le monde.

21 heures, en haut.

Au cinquième, le petit professeur à cravache s'estompe et laisse la place à une Blanche décontenancée. Elle ne sait pas si elle doit sourire ou pleurer. La mort d'un être humain est toujours triste. Mais la façon dont la patiente de la chambre 1 a quitté la scène laisse dubitatif. Cela vous accroche un sourire indéfinissable sur les lèvres.

– Mme Kelly Goldgrass est décédée, me dit Blanche avec une voix de la même couleur que son prénom.

Mme Kelly Goldgrass from Buckingham Palace, toute en grâce. Grande dame, grande classe, cinquante-quatre ans, fidèle sujet de Sa Majesté. Il y a des gens, on les définit d'un seul mot. Ces gens-là sont pratiques : bons ou en mauvais, ils sont un exemple. En bon, de ce qu'il faut imiter. En mauvais, de ce qu'il faut éviter.

Mme Kelly Goldgrass était digne.

Et très malade.

Ce matin, Fabienne et Blanche s'étonnaient qu'elle ne soit pas déjà partie faire du poney multicolore au son de *Lucy In The Sky*.

Dans sa chambre, il y avait : Mme Kelly Goldgrass toute en grâce, sa maladie triomphante, sa dignité chevillée au corps depuis cinquante-quatre ans. Il y avait aussi : son fils, sa fille, son compagnon, qui lui tenaient la main à tour de rôle. Pendant trois jours, elle a lutté. Pendant trois jours, sa famille s'est relayée à son chevet.

Au troisième jour, ils se sont accordé une pause et sont sortis chercher du café quand Mme Kelly Goldgrass s'est tournée vers Blanche :

– Sont-ils partis ?

– Oui.

– Donnez-moi la main.

Blanche s'est approchée. Mme Kelly Goldgrass, from Buckingham Palace, toute en grâce, a pris la main tendue de l'interne.

– Je ne voulais pas qu'ils assistent à ça.

Et Mme Kelly Goldgrass, toute en grâce, from Buckingham Palace, meurt avec classe.

Je serre Blanche contre moi en disant :

– On ne peut rien contre l'élégance anglaise !

Bingo ! Je lui ai arraché un sourire !

J'essaie de détendre Blanche, mais la Mort, celle de Mme Kelly Goldgrass aujourd'hui et celle des autres patients avant elle, met tout nus ses victimes et ceux qui les côtoient... Qui peut prétendre : un jour, dans ma vie d'homme, j'ai vu un homme mourir ? Nous tous, à l'hôpital, nous pouvons dire : « Alors voilà, ce jour-là, à cette heure-là, j'ai vu… Il y avait cette femme… Il y avait cet enfant… Cet homme… Il était allongé, j'ai massé son thorax longtemps et puis le chef a dit "c'est fini, on arrête" et j'ai compris que, sous moi, tandis qu'un monde entier s'effondrait, un grand mystère s'accomplissait. »

Est-on jamais vraiment prêt ?

Un peu après 21 heures, chambre 7.

Quand j'entre, la femme-oiseau-de-feu est en sueur et n'a plus conscience de ma présence. J'essaie d'oublier que son état s'est dangereusement dégradé. Je ne change rien à mes habitudes… Tabouret, cahier à spirale, petits exercices vocaux, lecture :

– La Mamie démente de la chambre 66 s'est retranchée dans un coin et a décidé de jouer à la guerre. Pour guerroyer, il faut des munitions. Sous le crâne hirsute de Mamie, une voix aura ricané : « Tiens ! La poubelle plastique jaune où les infirmières jettent les aiguilles sales. Ha, ha, ha. » Et d'arracher le couvercle vissé de la poubelle à la seule force de ses vieux poignets.

Quand l'aide-soignante entre, une aiguille souillée lui rase la pommette gauche. Elle appelle l'infirmière. Rebelote. Elles font demi-tour, tiennent conciliabule avec l'équipe :

– On n'entre pas. C'est dangereux.

– J'ai failli être éborgnée.

– Vous entendez ? Elle continue à crier et à grogner !

– Et moi, c'est passé à un cheveu.

– Que fait-on ?

Haussement d'épaules :

– On appelle Chef Viking, bien sûr.

Chef Viking prend les choses en mains : il enfile deux vestes à manches longues l'une sur l'autre, attrape un petit matelas, hésite entre un balai et un pied à perf. Finalement, le balai, c'est mieux. Il entre dans la chambre sous le feu nourri des aiguilles qui volent de part et d'autre et les grognements de Mamie. Un petit coup de balai sur la poubelle jaune la désarme, Viking baisse son bouclier.

Mamie se retourne, saisit une pleine poignée d'aiguilles à mains nues.

Démente, oui, mais pas démunie : elle a fait des réserves.

La femme-oiseau-de-feu a-t-elle souri ? Cela m'arrange de le croire : j'y vois un encouragement, je tourne la page, continue la lecture.

– Blanche était externe. Elle commençait son stage en psychiatrie par trois mois en service sécurisé. C'est-à-dire trois mois imprévisibles. Le patient vous sourit le lundi, il vous plante une fourchette dans la main le jeudi. Elle se raccrochait au charismatique M. Souffre, hospitalisé en centre depuis trente ans ! Avec M. Souffre, les choses sont plus simples : il a toujours un mot gentil. Un peu paternel, M. Souffre, et rassurant. Ils prennent l'habitude de jouer aux dames, le vendredi après-midi, juste avant le départ de Blanche en week-end. Il s'inquiète de ses études, de ce qu'elle deviendra plus tard. Il connaît bien les médecins : trente ans en institution, vous pensez !

À la fin du stage, petite pointe au cœur, dernière partie de dames, Blanche est prise d'une impulsion inexplicable :

– Pourquoi êtes-vous à l'hôpital depuis tout ce temps ?

Il hésite, puis lâche :

– Une nuit, j'étais très fatigué... Et j'ai tué sept personnes avec une...

– STOP ! Je ne veux pas savoir. Je n'aurais pas dû poser la question...

Effectivement, Blanche n'aurait jamais dû poser la question. Mais, maintenant, j'avais bien envie, moi, de savoir avec quoi il avait tué ces sept personnes !

Je me penche et, avec une intensité dramatique digne d'un film noir, je murmure à l'oreille de la patiente :

– C'était avec une...

22 heures, à l'internat,
sous la douche, avec le masque.

J'ai continué de raconter quelques histoires, puis je suis parti. Je me lave, en pensant à Mme Goldgrass et à l'interne du cinquième étage.

Le problème de Blanche ? Il ne lui arriverait jamais rien, selon elle. Mon amie ne voit pas toute la beauté qui nous traverse quotidiennement, ici, à l'hôpital. Hier, elle m'a remplacé aux Urgences. Quand je lui ai demandé comment s'était passée sa journée en bas, elle m'a répondu :

– Rien de particulier.

C'est faux : il suffit de regarder les choses simples derrière les choses compliquées et de s'émerveiller des choses compliquées derrière les choses simples.

Blanche se protège de cet émerveillement. La beauté en l'homme, que ce soit Mme Goldgrass en train d'expirer ou Mme Galactus qui se transfigure en menhir, cette beauté en l'homme effraie. Blanche tait ces belles rencontres. Qui dit rencontre dit séparation. Elle se protège et cela lui coûte. Mettre son esprit et son cœur au silence est une gymnastique, cela ne va pas de soi.

Chef Pocahontas, en revanche, y arrive très bien.

Parfois, je l'appelle aussi Chef Double-Face, comme le personnage de *Batman*. Avec les étudiants, les infirmiers et aides-soignants, elle est très chaleureuse.

Pédagogue, attentive et bienveillante. Elle explique, interroge, espère nous voir progresser dans l'apprentissage de notre métier. Avec les patients, en revanche, elle devient un vrai bloc de glace.

— Mais docteur, qu'est-ce que j'ai ?

— Je vous l'ai déjà expliqué deux fois. Je pourrais vous l'expliquer une troisième fois, mais cela ne changerait ni le traitement ni le pronostic. Votre question est rhétorique. Vous voulez être rassuré. Malheureusement, compte tenu des données en ma connaissance, je ne peux pas.

Un vrai glaçon.

Quand je repasse après elle :

— Eh bé, elle est sinistre votre chef, vous ne devez pas rire tous les jours !

Les patients et moi ne parlons pas de la même personne. Elle est chef Poker-Face : au moment d'entrer dans la chambre, elle place sur son visage ce masque froid d'insensibilité. Ni bon, ni mauvais. Mais efficace : les patients filent droits, ils l'écoutent. Ils sont un peu effrayés. Amélie m'a donné les clefs de son comportement autour d'un bon café :

— Que ne ferait-elle pour se protéger...

Comme elle, Blanche tente de s'endurcir.

```
22 heures, à l'internat,
dans la salle à manger.
```

Nous buvons une tisane, Amélie et moi. Une tisane et du rhum. On a régulièrement ce que nous appelons des soirées « camouflage ». Notre repas a des allures de dîner pour pensionnaires d'un club de lecture du quatrième âge, mais il s'agit en vérité d'une grosse beuverie.

Au menu :
– Un potage potiron-courgette-cumin ;
– Un yaourt nature avec 0 % de matière grasse ;
– Une orange ;
– Une tisane sauge-romarin.

Tout le mystère d'une soirée camouflage réussie consiste à bien doser la quantité de rhum mélangée aux différents plats. Amélie et moi avons chacun notre seringue pour intra-musculaire de 10 ml. Car, une soirée camouflage, ça se mérite ! C'est d'abord de savants calculs, notre ébriété est mathématiquement et biologiquement parfaitement adaptée à nos besoins. Nous avons tout évalué en fonction de notre masse corporelle, de notre taille, de notre âge et de l'efficacité de notre rein et de notre foie à éliminer l'éthanol. Notre état d'ébriété ne laissera aucune trace le lendemain. Du foie aux reins, vous n'imaginez pas le nombre de douanes qu'une petite quantité de rhum doit passer entre le moment où vous portez le verre à vos lèvres et celui où vous urinez !

Un peu de rhum dans le potage, une petite lichée dans le yaourt et une injection intra-musculaire dans la pulpe de l'orange. Cela nous donne bonne conscience, on boit en ayant l'impression d'être sage, de manger sainement. Le repas a l'air ennuyeux, mais il finit, le plus souvent, de façon très festive. Depuis le jour où j'ai découvert les soirées camouflage, je n'ai jamais autant bu de tisane et mangé de yaourt 0 % de matière grasse...

Ce soir, Amélie a le moral dans les chaussettes, elle ne se remet pas de sa dernière consultation. Besoin d'en parler, de l'expulser, mais c'est trop lourd à sortir, un peu de rhum l'aidera. Elle explose en sanglots. Je m'approche, pose mon bras autour d'elle, je la laisse s'épancher.

Ce matin, vers 8 heures, Amélie reçoit un homme au bureau des consultations externes :

– Je viens pour des papiers administratifs.

Et le patient de lui expliquer la teneur de ces papiers administratifs.

« Il y a seize ans, nous ne pouvions pas avoir d'enfants. Mon épouse et moi avons adopté un jeune garçon d'origine serbe. Cela a débloqué quelque chose chez ma femme : nous avons eu deux enfants, coup sur coup. Mais à nous, cette fois. »

L'homme résume, par petits mots, les seize années de cette adoption. Amélie reste complètement silencieuse :

— Échec scolaire. Bagarre. Vol dans les magasins. Pas ses frères, non, mais lui, oui. De l'alcool ensuite. Évidemment, il s'est drogué. Drogue dure.

Ma co-interne s'interrompt, déglutit avec difficulté. Il ajoute :

— Ma femme l'ignore, mais, moi, je sais comment il payait sa drogue. Ça oui, je le sais…

Et il tapote le bureau d'un air entendu.

— Il a fait la pute.

Amélie se recroqueville de plus en plus dans son siège :

— Qu'attendez-vous de moi ?

— Un certificat attestant qu'il n'est pas notre enfant biologique.

— Pourquoi ?

— Il s'est suicidé il y a un mois, nous voulons le retirer de notre livret de famille.

Silence.

— Il est mort deux fois, souffle Amélie.

Elle essuie ses larmes avec le dos de sa main. Je lui tends une orange améliorée et profite de ce moment de confidence pour m'épancher à mon tour :

— Cette patiente, au cinquième étage… C'est compliqué dans ma tête en ce moment.

— Pas besoin d'expliquer quoi que ce soit. Elle te touche, tu es là pour elle, point final. Si tu flanches, nous te remplacerons. Nous, les chefs, Fabienne, Brigitte, tout le monde. Tu as un nœud à dénouer. En attendant qu'il le soit, nous serons dans la même galère.

Elle met ses doigts sur mon bras. Je tressaille.

— Tu as les mains froides.

— Mains froides, cœur chaud.

— Peut-être devrais-je prendre des vacances ?

— Partir ? Tu as un feu à entretenir.

— Mais je n'arrête pas de penser : « J'ai fait des études, il y a des livres, beaucoup de livres, compliqués et gros, pleins de noms scientifiques. Parmi tous ces noms barbares, il y en a bien quelques-uns qui me diront comment la soigner. »

Amélie... Quand elle parle, même les vieux l'écoutent. Elle n'a aucun défaut, aucune faille dans l'armure. Intelligente, brillante, jolie et douce. Tout lui réussit. Il y a Blanche, celle à qui il n'arrive jamais rien. Il y a Frottis, celle qui a peur de vieillir. Et il y a Amélie, celle qui n'a aucune faiblesse. Normalement, les gens comme ça sont horripilants. Pas elle.

— Laisse-moi t'expliquer comment j'ai compris à quel point les livres sont insuffisants. Elle avait dix-neuf ans, s'appelait Camélia Doña. Envoyée par son médecin pour des douleurs thoraciques. Elle tousse beaucoup. Fatiguée, aussi. Depuis plusieurs semaines. A mis ça sur le compte de ses examens : avec le stress, son sommeil était perturbé.

Amélie s'arrête, avale une lampée de sauge-romarin :

– À la radio : poumon blanc. On a fait une fibroscopie avec biopsie et imagerie complémentaire : sarcome infiltrant avec compression médiastinale.

Ces termes ont l'air compliqués, mais si on change beaucoup de lettres à la phrase précédente, on trouve « la jeune fille va mourir dans quelques jours ». Tout simplement.

Amélie avait compris : jamais elle n'obtiendrait « la jeune fille va guérir, passer ses examens, se marier, avoir des enfants, être heureuse/malheureuse et mourir vieille avec ses chats ».

Il y a des lettres, on a beau les triturer dans tous les sens, leur place est indéboulonnable, leur sens est irrévocable.

– J'étais naïve, je demandais aux chefs : « Et si on lui enlevait le poumon ? » J'étais révoltée. Se résigner ? Déjà ? Impossible ! Je répétais : « On doit FAIRE quelque chose. »

Un silence, nouvelle gorgée de sauge-romarin, puis :

– On n'a rien pu faire. Elle est morte. Je ne sais pas... Je ne comprends pas...

La fin des autres est un miroir tendu vers la fragilité de nos propres existences. On soigne peut-être à cause de ça : de tous les êtres humains, les médecins sont sans doute les plus terrifiés par la mort.

Frottis débarque à cet instant de grande festivité. Quand nous sommes d'humeur mélancolique, Frottis est notre joker. Elle est la plus drôle des internes. Elle a un petit mouvement de la tête vers l'épaule, un haussement typique et toujours annonciateur d'une bonne histoire.

– Vous en faites une tête, c'est terrifiant, deux bébés phoques sur la banquise qui fond.

Ses yeux tombent sur mon orange :

– Quoi ! Soirée camouflage et personne ne me prévient ! Il reste de la soupe ?

Je lui adresse un geste du menton vers le frigo. Elle continue sur sa lancée :

– Vous ne croirez JAMAIS ce qui est arrivé à Poussin ce matin. JAMAIS ! On est jeudi, le jeudi au bloc, c'est cannelloni et compagnie.

Expression très imagée pour expliquer que, ce jour-là, le bloc est spécialement dédié aux liposuccions. Chirurgien Chef-Boulette, tout en délicatesse et subtilité, entre dans le bloc. La patiente, dénudée, est couchée sur le ventre. Boulette voit l'anesthésiste sur les starting-blocks, il en conclut que madame est déjà terrassée par le petit cocktail de son collègue. Première erreur, il a oublié la règle numéro 1 en médecine : toujours se méfier des apparences. Boulette s'approche et, devant le regard pétrifié de Poussin, il lève une main grosse comme la nageoire d'un lamantin en rut, assène une grosse claque sur le postérieur dodu en s'exclamant : « En vl'à du gros cuissot de rhinocéros ! Y a à manger dans la savane ! » La patiente, terrifiée, lève la main et souffle à l'anesthésiste : « Finalement, je préférerais une anesthésie générale. »

— Sérieusement, s'exclame Frottis, nos chirurgiens ne sont-ils pas de vrais poètes ?

Je m'esclaffe et je note l'histoire. Pour la patiente de la chambre 7. Elle adore mes histoires. Je crois que son fils ne lui parle jamais de ce qui se passe à l'hôpital. Alors je m'en charge : infirmière, médecin, aide-soignante, dentiste ou kinésithérapeute, peu importe, c'est pareil.

23 heures, à l'internat.

— Ce matin, dit Frottis, une patiente m'amène ses gamins pour un rhume. Je lui explique que nous sommes un service d'Urgences et pas un cabinet de médecine générale. Qu'elle consulte son médecin traitant.

Sa réponse : « C'est très exactement ce que j'ai fait. »

Gentille Maman était chez le médecin avec ses deux enfants de trois et sept ans.

Salle d'attente pleine. Le médecin avait deux heures de retard.

La porte s'est ouverte :

— C'est à vous, M. Tatillon, a annoncé le docteur.

M. Tatillon se lève, passe devant Gentille Maman et, au moment d'entrer dans le cabinet, lance au médecin :

– Vous avez quand même deux heures de retard.

Moment de flottement.

Le médecin indique la porte d'entrée :

– Sortez !

– Pardon ?

– J'ai dit « sortez » ! Je vous vire.

Et le médecin se tourne vers l'ensemble de la salle d'attente :

– À la réflexion, sortez tous. Barrez-vous. Je ne veux plus vous voir. Aucun d'entre vous. Vous m'emmerdez. Je n'en peux plus. Allez-vous-en de mon cabinet…

Nouveau moment de flottement. Personne ne bouge. Le médecin hurle :

– Vous êtes SOURDS ? J'ai dit BARREZ-VOUS TOUS ! BARREZ-VOUS ! VITE ! DEHORS ! TOUS !

Le médecin enlève sa montre, la jette par terre, se met à la piétiner.

Gentille Maman prend ses enfants sous le bras et s'enfuit.

À la consultation, encore terrifiée, elle ajoute : « Je n'y retournerai pas. »

– À sa place, moi non plus, dit Poussin

– Les soignants aussi tombent malades. Parfois ils se crament au boulot, explique Amélie. Mais qui soigne les soignants ? C'est terrifiant, un *burn out*. Que ferez-vous si, un matin, dans vingt ou trente ans, vous vous levez sans l'envie d'y aller ? Regardez les chefs : ils sont blasés. Ou barrés. Certains sont cyniques. D'autres carrément dépressifs. Et ceux qui sont suicidaires...

— Avez-vous déjà parlé avec Chef Pocahontas ? Vous a-t-elle expliqué son *burn out* ?

Les autres se tournent vers moi avec de grands yeux interrogateurs :

— À l'époque, Chef Pocahontas était fatiguée, elle ne comprenait plus pourquoi certains patients s'accrochaient quand d'autres lui glissaient entre les doigts. Elle avait, peu à peu, perdu beaucoup de choses dans ce métier. Se lever, essayer de repousser ce qui est trop fort pour être repoussé, se recoucher et, le lendemain, tout recommencer.

Chef Pocahontas avait l'impression de pousser un boulet tout le jour et, au soir, de le voir retomber sur l'autre versant de la montagne.

— Un soir, elle a pris dans la pharmacie de l'hôpital « ce qu'il faut » et l'a glissé dans sa blouse.

Si les soignants ont le plus fort taux de suicide, ce n'est pas qu'ils ont un métier plus dur. Tous les métiers le sont à leur manière. Si le taux de suicide est le plus fort, c'est parce que les soignants savent exactement « ce qu'il faut » prendre.

— Docteur Ronchar, le cancérologue, celui qui est aveugle, lui a sauvé la vie sans le savoir. Il l'appelle au téléphone, discute d'un patient et, entre deux banalités, il lui sort : « On en parlait ce matin avec l'équipe : on apprécie vraiment ton boulot. Tes patients sont toujours très bien cadrés et c'est un réel plaisir de bosser avec toi. »

Il a raccroché négligemment. Chef Pocahontas a gardé longtemps le combiné dans la main avant de reposer les médicaments à leur place dans la pharmacie, et elle s'est remise au travail.

Parfois, « ce qu'il faut » tient à peu de chose, la bonne phrase au bon moment, par exemple.

— Tu m'ennuies avec tes histoires tristes, dit Frottis. Je vais me coucher si on ne change pas de sujet très vite.

Amélie prend la parole :

— Il n'est pas objectif. Pas en ce moment.

Elle a raison, comme toujours. Elle m'énerve. C'est au tour de Blanche. Elle a des yeux qui disent : « Pour te faire changer d'avis et laver tes idées noires, je te ramènerais bien dans ma chambre là, maintenant, ce soir, mais on a déjà essayé et ça n'a jamais fonctionné. »

Elle aussi a raison.

Il y a un temps pour tout. Pour les discussions déprimantes comme pour les pulsions de vie. Frotter son corps contre un autre à la seule fin de se sentir exister n'est pas au menu du dîner.

Trois femmes, trois vérités :

— Je fais chier.

— Je ne suis pas objectif.

— Ce soir, c'est ceinture.

C'est horripilant, une femme, quand elle a raison.

`23 heures, en haut.`

38,4 °
38,6 °
38,7 °
38,9 °
La température de la femme-oiseau-de-feu grimpe.

`Minuit à l'internat.`

Blanche a un peu bu, ses joues sont rouges, elle essaie d'être blessante, m'accuse avec un ton acide d'avoir une sexualité immature. Parce que je ramène des filles à l'internat et, parfois, des garçons aussi. Je lui réponds que la sienne est inexistante. Je célèbre la vie comme je peux. Je profite et j'encourage mes proches à faire pareil : on ne vit qu'une fois.

J'ai vingt-sept ans et une règle très simple : les jours pairs, c'est les filles, les jours impairs, les garçons.

Je m'y astreins scrupuleusement. C'est important d'être rigoureux et d'avoir des repères solides ! L'autre nuit, c'était le cinquième jour du mois, il y avait cette fille magnifique. J'ai attendu minuit avant de me lever et de la draguer. Nous étions le 6, j'étais en règle.

Je me souviens d'une autre fois : jour impair, deux heures du matin – trop tard pour attendre vingt-quatre heures –, une blonde superbe. Je rongeais mes ongles, tenté de faire une entorse à ma stupide loi.

Finalement, un beau blond l'a rejointe. La vie est bien faite : elle avait un frère.

– La maladie, ça poisse. Quand je sors de l'hôpital, j'ai besoin de me sentir vivant, de toucher une peau dénuée de toute cicatrice et de toute plaie. Je dois tenir un corps qui ne demande pas grâce – ou seulement s'il le souhaite –, un corps sans souffrance, avec des yeux sans larmes, avec une bouche sans plaintes à exprimer. Je n'en peux plus de la douleur des autres. Je veux de la jouissance bien portante, de la sensualité en bonne santé... La vie ne devrait être qu'un immense parc d'attraction tantrique.

J'ajoute en riant :

– Et je vous emmerde !

Blanche désigne l'énorme trace que j'arbore dans le cou :

– Les suçons, c'est pour quoi ?

D'un ton docte :

– Pour vous rappeler tous les jours qu'il y a d'autres moyens d'avoir des hématomes que les accidents de voiture ou les surdosages en anti-coagulants.

Avoir une vie sexuelle *borderline* semble un préalable nécessaire pour beaucoup d'internes en médecine. Parmi nous, il y a ceux qui ne font rien, ceux qui font trop, ceux qui collectionnent les aventures, ceux qui s'attachent démesurément à une personne comme un bernard-l'hermite à sa coquille.

J'en discutais l'autre fois avec Anabelle dans un bar. Musique, alcool, rire, danse. Beaucoup de bruit.

C'est une personne rare, Anabelle, une sorte d'Abbé Pierre du rire. Elle le fait claquer haut et fort, tout le temps (sans jamais que ce soit inopportun), en toutes circonstances (sans jamais que ce soit inconvenant). Généreuse de son rire : elle ne le compte pas, le partage même les jours de déprime. Personnellement, j'y vois une forme discrète, toute en délicatesse, de courage.

Les internes ont un sens de l'humour souvent très noir et souvent déplorable. Mais il est à l'image de leur sexualité : ils rient comme ils font l'amour, dans une sorte de « sauve-qui-peut généralisé ». En prétextant que tout va bien.

Anabelle me parle de ses aventures. Corollaire immédiat à l'éros, elle me parle ensuite de son travail en réanimation :

– J'ai eu une semaine à thème. Sur quinze lits, onze tentatives de suicide. Je suis incollable sur les moyens d'en finir.

Elle rit.

– L'un s'est tiré une balle dans la tête, il s'est arraché tout le visage. Il est vivant.

Elle rit.

– L'autre a avalé de la soude : il devra manger avec une paille *ad vitam aeternam.*

Elle rit.

– Un autre a accroché une corde à un arbre : sa trachée a été écrasée comme de la craie mouillée.

Elle rit.

— Une a ouvert le gaz chez elle. Brûlures du troisième degré sur 60 % du corps et l'explosion l'a rendue sourde.

Elle rit.

Je suis son ami depuis longtemps, mais je ne reconnais pas ce rire-là. Il cache quelque chose.

À vingt-sept ans, la mort est une chose impossible. Alors, l'alternative est simple : s'effondrer ou faire semblant. Anabelle a choisi la seconde solution avec ce qu'elle sait faire de mieux : elle fait donc semblant d'en rire. Mais ses beaux yeux verts ne trompent pas.

Je l'attrape par le bras et lui dit :

— Allez, ma belle ! On va danser ! Ou au moins faire semblant.

Quand on a vingt-sept ans, on danse et on fait l'amour. Quand on a vingt-sept ans et qu'on est étudiant en médecine, on danse et on fait l'amour au-dessus d'un volcan.

Durant la nuit, à l'internat.

Pour ce qui est de la vie sentimentale, Blanche et moi sommes pareils, finalement : quand tu as trop de monde, tu n'as personne ; quand tu n'as personne, eh bien tu n'as personne. Dans les deux cas, tu es seul.

Porte 6, la chambre de Blanche. Elle n'est pas surprise de me voir.

— Alors comme ça j'ai une sexualité immature ? Tu m'éduques ?

Je pense à la patiente de la chambre 7, elle le sait. Si Blanche ne fait rien, là, maintenant, je vais pleurer comme une merde.

Elle attrape mon col et m'attire vers l'intérieur. La porte claque.

Il y a urgence de vivre, il est plus tard qu'on ne le pense.

SIXIÈME JOUR

Suzanne & Mr. Bojangles,
Nina Simone.

J'ai travaillé toute la journée.

Tellement de patients ! Des femmes, des hommes, des dizaines de vies et autant de visages. Ils ressemblaient tous à la patiente de la chambre 7.

Elle est tombée dans le coma.

SIXIÈME NUIT :
DE GARDE

Wait,
M.83.

17 heures, en regardant l'hôpital.

J'ai beau jouer des claquettes, être hyperactif en diable, je n'arrive pas à m'ôter de la tête l'étrangeté de cette construction toute en verticalité.

Je repense au petit traité de sagesse hindoue. Un brahmane désignerait le cinquième étage et professerait en sanskrit :

– Regardez là-haut, voyez-vous ces âmes ? Elles ne s'enfuient pas dans le ciel, emportées par d'invisibles brises. Elles sortent par la fenêtre, flottent une seconde, de-ci, de-là, un peu incertaines, un peu molles, encore grasses de toute leur vie d'avant. Puis, d'un coup, aériennes et majestueuses, elles redescendent jusqu'au sol, pénètrent le toit des ambulances, passent la peau tendue des femmes en train d'accoucher et là, au chaud d'un ventre contracté par la vie, elles rencontrent un corps de nourrisson et s'y fondent depuis la fontanelle jusqu'aux petits orteils.

17 heures,
bureau des consultations externes.

Amélie reçoit Marie.

Soixante ans, une coupe un peu vieillotte, des boucles d'oreilles à clip et un carré Chanel d'occasion enroulé autour du cou.

Mais tout cela importe peu.

Amélie la taquine gentiment sur son look.

— Je suis une héroïne hitchcockienne, précise Marie en riant.

— Les injections se passent bien ?

— On ne peut mieux !

La patiente ajoute :

— La secrétaire m'a dit que vous faisiez votre thèse sur les gens comme moi. Témoignez. Écrivez combien je suis heureuse maintenant, et en paix. J'ai trouvé ma place.

Amélie hoche la tête : trouver sa place, on espère tous y arriver un jour.

— Quand je suis née, il y a eu une erreur, mais elle est en train d'être corrigée. Quand ce sera fait, j'oublierai les crachats, les moqueries, les brimades et les injures.

Elle est rayonnante. Littéralement. Amélie ne voit plus la coupe vieillotte, les boucles d'oreilles à clip et le foulard d'occasion.

– Dites-leur que je suis heureuse et que ceux qui n'y comprennent rien ne retiennent que cela : je suis en paix. J'ai trouvé mon bonheur. Point final.

Amélie prend note et l'écrira dans sa thèse : « Elle est heureuse, elle est en paix, et que ceux qui n'y comprennent rien ne retiennent que cela. »

Dans quelques mois, quand les injections et le reste auront achevé la transformation de son corps, Marie se sentira femme, elle oubliera les injures, les brimades et les moqueries. Les crachats aussi.

Amélie est contente de voir cet être humain, maintenant, là, juste en face d'elle, enfin en paix.

C'est vraiment tout ce qu'il faut retenir de Marie.

18 heures en haut.

Je fais un tour au cinquième étage avant d'embaucher. Chef Pocahontas a eu la même idée. Elle tient la main de la femme-oiseau-de-feu.

Je m'avance dans la pièce, Chef m'aperçoit :

– Cette nuit, nous ne sommes pas de garde ensemble. Brigitte tient la baraque. Descends quand tu veux.

Elle me pousse à l'écart :

– J'hésite depuis un moment, mais c'est idiot, alors je vais te confier mon histoire.

Elle appuie son index sur son cœur :

– Ce qui m'est arrivé est beau et tu as raison : c'est dommage de ne pas la partager.

Elle replie ses bras contre son ventre, dans un geste de protection :

— Je ne l'ai jamais livré à personne. Sois en digne.

Elle m'offre son secret, son « évidence » comme elle l'appelle. J'écoute avidement. Je répéterai tout. Les gens sauront. Plus tard.

Un peu avant 19 heures, chambre 7.

Après le départ de Chef, je prends ma place habituelle :

— Le secret des beaux géraniums du bon Docteur Octopus Quichotte ! Ça sonne bien, ne trouvez-vous pas ? On croirait le titre d'une comédie new-yorkaise de Woody Allen. Ou d'un film d'horreur… J'ai retenu une chose de mon stage chez le Docteur Quichotte : il y a pire qu'un médecin aigri. Il y a la femme aigrie du médecin aigri. Si Quichotte se plaît à détester le genre humain, son épouse a trouvé une cible plus attrayante : sa famille.

Elle tacle « Tante Quechua », elle taille « Cousine Bécassine », elle égratigne « Oncle Ben's »… Elle est inépuisable de méchanceté.

Avec une femme comme elle, tonton, tata et cousine n'ont pas à se chercher d'ennemis.

Moi, pendant le déjeuner, quand elle réussit la gageure de manger tout en déversant sa bile, j'admire les géraniums du bon docteur Octopus.

Ils sont beaux.

Il en prend soin, le Docteur Octopus. Déçu des hommes, il a tourné son affection vers les plantes.

Ses géraniums poussent dru, ils sont tendres et colorés.

Le secret de leur lustre ?

Je l'ai découvert le dernier jour de stage : M. Ajax, soixante-quatre ans, consulte au cabinet pour un certificat lambda. Il souffre d'hémochromatose : il a trop de fer dans le sang. Cette maladie l'oblige à faire des saignées régulièrement. Environ un demi-litre de sang tous les deux mois

M. Ajax sort de son cabas deux poches de sang et les pose sur le bureau. Le bon Docteur Quichotte se jette dessus avec avidité.

Devant mon air interloqué, il explique :

– C'est pour les géraniums. Y a pas mieux comme engrais.

Étrange et triste : il soigne ses plantes adorées avec le sang des patients qu'il n'arrive plus à aimer.

La patiente dort. Je m'interromps. Elle ne se réveillera pas. Alors je parle encore :

– Une dernière histoire ? Elle s'intitule « Le miracle de Noël ».

Réveillon du 24 décembre, 18 h 30, il me reste une demi-heure de garde, puis une heure de route pour retrouver ma famille. Je prie très fort pour que personne n'appelle le SAMU. L'alarme sonne : le SAMU est appelé. Je me décompose, l'équipe de jour aussi

(nous sommes tous pressés de rentrer). C'est une blague des régulateurs. Je suis plutôt un garçon drôle,
mais je n'ai aucun humour le soir de Noël tant j'ai
hâte de m'engueuler puis me réconcilier avec mon
père, rire avec ma grand-mère qui parlera du temps
où elle « n'avait droit qu'à une orange pour cadeau »,
déguster les treize desserts préparés par mes sœurs,
ouvrir les paquets (petit garçon un jour, petit garçon toujours…).

J'ai à peine le temps de voir une femme, Mme Ariane,
soixante-quatorze ans, souffrant d'un méningiome
frontal depuis plusieurs années, et aujourd'hui en
soins palliatifs. Son motif d'hospitalisation : convul-
sions. Je lui trouve une place dans les étages. Le neurologue me glisse : « Ne compte pas trop sur sa
famille, ils s'en débarrassent à la moindre occasion et
je ne serais pas étonné qu'elle n'ait pas convulsé, mais
qu'ils aient eu besoin de la chambre pour loger des
amis. »

Amour, quand tu nous tiens…

Je prépare les prescriptions tout en guettant le tic-
tac de l'horloge. Elle surprend mon regard :

– Vous passez un mauvais Noël par ma faute.
Vous êtes pressé de rentrer. Je suis désolée.

Moi, un peu honteux, de répondre :

– Pas du tout, madame Ariane. Il y a des choses
plus graves que d'arriver en retard au réveillon.

Phrase maladroite car elle a un crabe gros comme une pêche en train de lui bouffer le lobe frontal et qu'elle va passer Noël toute seule dans une chambre d'hôpital.

Effectivement, il y a « des choses plus graves »…

Elle me remercie de ma gentillesse (???), j'appelle le cinquième étage pour la transférer, lui caresse la joue et, sans trop savoir pourquoi (Noël ? hypoglycémie ? besoin irrépressible d'un peu de chaleur humaine ?), je l'embrasse sur le front, juste au-dessus de son méningiome, en lui souhaitant un agréable Noël. Ça la fait sourire jusqu'aux oreilles.

Le surlendemain, j'apprends que Mme Ariane a subitement…

Je m'interromps volontairement avant de répéter :

— Le surlendemain, j'apprends qu'elle a subitement…

Nouvelle pause.

— Voulez-vous la suite ? Je vous la raconterai tout à l'heure.

Je me lève et plante un baiser sur son front. Son beau visage est immobile. J'ignore si elle m'entend, mais si elle désire connaître la fin de l'histoire, elle tiendra jusqu'à l'aube.

19 heures, en bas.

La lumière du soleil met huit minutes pour parvenir jusqu'à nous. Quand on entre en garde à 18 h 30, on sait que cette évaluation est fausse : elle met douze heures. Le temps d'une nuit aux Urgences... Je suis de garde avec Chef Viking, Anabelle et Brigitte. Ça va rouler comme sur des roulettes.

Premier patient de la nuit : M. Thot. Énorme plaie du doigt. Son alliance s'est coincée sous une poulie électrique en fonctionnement. L'anneau est resté, la peau et la chair autour de l'os aussi.

C'est pratique pour se curer le nez jusqu'au sphénoïde, mais ça fait mal quand on tire à l'arc (mon petit côté Diane des Bois : le matin je rugis aux quatre points cardinaux, brosse ma crinière en écoutant Chopin, beurre mes tartines de quinoa avec de la viande crue, les mange, puis je tire à l'arc en caleçon Dim bleu marine... Comme tout le monde).

Lui :

— Allez-y, trifouillez dedans, je ne crains rien.

— On va d'abord faire une anesthésie, puis j'explorerai la plaie...

— Niet ! Foncez ! Veux pas d'anesthésie.

Je me dis : « Tu ne sais pas ce que tu viens de dire, Mac Lir ! »

En fait, si, il sait...

Attrapant ma pince, il l'enfonce dans l'articulation à vif...

— Et là, y'a rien, vous êtes sûr ?

J'ouvre de grands yeux, j'ai mal pour lui. Il n'a mal pour personne.

– Vous savez, je n'ai connu qu'un seul patient aussi solide que vous. Une nonne. Sœur Tape-Dur. Un vrai roc. Des rugbymen tournaient de l'œil avant une anesthésie locale quand Sœur Tape-Dur voulait que je fasse les points de suture à vif...

M. Thot explose de rire et dit, mais avec des mots trop crus pour que je les retranscrive textuellement :

– Les rugbymen sont une imposture virile portant tutu rose et talons hauts.

20 heures, en bas, box 6.

Hector, six ans, traumatisme crânien. Il doit écoper d'une suture de scalp. J'entre dans la pièce, réflexe pavlovien immédiat : des larmes, des cris. Intelligent, cet enfant ! Il a très vite compris que je ne suis pas marchand de bonbons.

Faut-il trouver un terrain d'entente ? Je suis trop fatigué pour me forcer... Il me déteste et, à cette heure-là, je ne suis pas sûr de l'aimer non plus, lui et ses trépignements.

Brigitte arrive. Festival de rires, de pitreries, d'imitations, de bruits d'animaux, de guili-guili sous les bras.

– Ta ta ta ta ! Groin ! Groin ! Miaou ! Miaou ! Pouêt ! Pouêt ! Bêê ! Bêê !

L'enfant se détend.

– Hu ! Hu ! Fut ! Fut ! Rrrrr ! Rrrrr ! Whouaf !
Whouaf ! Mheuu ! Mheuu !

L'infirmière est une experte en hypnose occupationnelle. Elle pose la question qui va tout changer :

– Quel est ton super-héros préféré ?

Il répond sans hésiter :

– Thor.

Fan de bandes dessinées américaines, je ne suis pas
d'accord :

– Il ne vaut pas un clou face à un Hulk en colère.

Le débat consiste à savoir lequel tatanerait l'autre
en cas de rencontre. Brigitte quitte la pièce, petite
tape sur l'épaule, l'air de dire : mission accomplie !
L'enfant s'est calmé, je suture tranquille, parle *comic
books* avec lui. Ma collègue est formidable.

Un jour, vous serez malade. C'est une certitude
à laquelle aucun d'entre nous n'échappe. Vous avez
peur ? C'est normal. Mais, rassurez-vous, l'hôpital et les
cabinets de médecine générale sont remplis de femmes
et d'hommes extraordinaires qui vous attendent.

Un jour, j'aurai un gros pépin. Noyade dans un
verre d'eau, entorse grave de la cheville, brûlure au
troisième degré au cours d'une Chandeleur ayant
mal tourné (c'est dangereux, les crêpes flambées au
rhum).

J'aimerais qu'on m'emmène dans un endroit
comme celui où j'ai rencontré ces hommes et ces
femmes. Ils me garderont au monde.

Ils ont aidé ma mère à me mettre au monde. Toute l'année, toutes les nuits. Ils sont là. Ils veillent, ils soignent. Ils sont ceux qui gardent le monde.

21 heures, en bas, box 3.

Je reçois M. Harry Man, dix-sept ans. Surinfection de plaie : sa main est rouge, chaude, luisante et renifle méchamment.

Harry est inquiétant et me rend mal à l'aise. Il est grand temps pour moi d'arrêter les films d'horreur... Pour les cinéphiles, on croirait le jeune M. Man échappé du dernier film de Wes Craven, un film qui s'appellerait : *La colline a des yeux et elle louche.*

Il a une petite coquetterie dans le regard. Comme dirait ma grand-mère : « Il a un œil qui surveille la bouilloire sur le feu et un autre qui semble dire : "Attention le chien !" » (jamais trop compris cette expression, mais Mamie l'adore...).

Harry :

– Y'avait un con de chat. Je l'ai cherché, il m'a mordu, le con ! Du coup, je l'ai buté.

Il a l'air mauvais en disant ça, mauvais et bête : plus cortiqué, il serait du genre à apprendre la langue des signes juste pour dire aux sourds-muets combien c'est cool d'entendre.

Moi, petit garçon au pays des Bisounours :

– TU AS TUÉ LE CHAT ?!?!?

249

– Ben ouais, ce con m'a déchiré la main ! Mais je lui ai explosé le crâne. Avec un caillou.

Mea maxima culpa : j'aime mon prochain, mais là, étant juste humain, j'ai prié le PDP (Petit Dieu de la Pasteurellose) pour que :
1 – les antibiotiques prennent leur temps ;
2 – le pharmacien confonde les antalgiques avec des placebos ;
3 – Harry Man se réincarne en souris ;
4 – On interdise définitivement le mariage entre cousins germains...
Antoine de Saint-Exupery a écrit : « Ce qui embellit le désert, c'est qu'il cache un puits quelque part... »
Il y a des déserts où il faut creuser profondément...

Un peu après 21 heures, dans ma tête.

Le bien et le mal sont des notions toutes relatives. La première chose que j'ai apprise avec ce métier, c'est que nous ne savons jamais pourquoi les gens sont ce qu'ils sont. On croit les connaître, on les range dans une catégorie : sales cons d'un côté, bonnes personnes de l'autre... Chef Gueulard versus Fabienne. Mais c'est plus compliqué, car la vie s'en mêle. Nous ne sommes jamais le fruit du hasard. Personne ne choisit sciemment d'être un salaud : la vie, parfois impitoyable, égratigne notre humanité.

Au quatrième étage, M. Ahura est secrétaire médical du service de neurologie. Il y a trois ans, on se rencontre pour la première fois : pas un sourire. Glaçant, le M. Ahura ! Je lui oppose mon AAGC (Arme Anti-Gens Cons) : je lui souris.

Je change de terrain de stage, puis reviens dans le même hôpital en soins palliatifs quelques mois plus tard. Dans le couloir, je croise M. Ahura. Il n'a pas changé, j'aurais plus vite fait d'apprendre le tango à l'Empire State Building que de lui arracher un sourire. Je sors mon AAGC.

Une nuit, à 3 heures du matin, je reçois M. Ahura aux Urgences. Fièvre et vomissements. Son dossier médical est long comme le bras. Opérations, complications, médicaments lourds, etc.

Je m'en occupe avec attention.

Je redécouvre cette réalité qui se vérifie chaque jour à l'hôpital : peu de gens sont profondément méchants, mais plutôt vraiment malheureux.

Maintenant, quand je le croise dans les couloirs, il me sourit. Moi aussi. Personne ne se force. Il sait que je sais.

J'ai remisé l'AAGC au placard, je l'ai remplacée par l'Arme Anti-Gens Malheureux. Mais les munitions sont les mêmes...

22 heures, box 4.

Rectification : il y a peut-être des hommes mauvais. Ou irrécupérables.

Les femmes battues sont comme la mer. Il y a le flux et le reflux. Elles viennent, repartent, reviendront encore, la plupart échouent à couper les liens qui les retiennent prisonnières de leur tortionnaire.

Pourquoi ?

Par amour, oui, on peut aimer un monstre quand il s'embusque sous le masque banal du quotidien. Par peur, très souvent. Par dévotion : « Il y a les enfants et ils vivent encore à la maison. » Par espoir : « Il changera, il redeviendra celui dont j'étais tombée amoureuse. » Par empathie : « Il est malheureux. » Par dévalorisation : « Je ne suis rien. »

Les femmes battues sont comme des vagues : elles se brisent chez nous et repartent avalées par le ressac des conventions et des obligations. Parfois, elles ne reviennent pas :

1 – elles ont, enfin, brisé leurs digues et pris le large. C'est bien ;

2 – ou elles se sont échouées sur les rochers et sont devenues écume de mer, comme la sirène du conte.

J'ai eu une patiente : brune, mince, pas très grande, toujours l'air de se préoccuper plus des autres que d'elle-même... Une vague que j'ai appelée Victoria.

Trois époques :

1 – Le mois dernier, les collègues l'avaient prise en charge. Frottis et Anabelle. Elles débutent leur vie de femme, elles débutent leur vie de médecin.

Elles reçoivent Victoria et son compagnon, vingt et un et vingt-trois ans. Elle vient pour un traumatisme facial, lui pour un traumatisme de la main.

Frottis s'occupe de madame. Elle a l'œil droit explosé et un discours très décousu. Chute dans l'escalier, coin de meuble... elle change plusieurs fois de version.

Anabelle s'occupe de monsieur. Fracture de la main droite : deux métacarpes touchés et un discours bien campé : « J'ai tapé dans la porte. » Il ajoute avec un sourire en coin : « J'ai tapé fort... Plusieurs fois. »

Victoria refuse de porter plainte. « Je l'ai énervé, c'est ma faute, il ne recommencera pas. »

Lui persiste, sourire en coin : « Je l'ai défoncée, cette porte... »

2 – Il y a deux semaines : nouvelle violence, nouvelle hospitalisation. Elle s'en sortait avec une fracture du poignet et des hématomes sur tout le corps. À la consultation, elle pleurait en expliquant que c'était elle, la responsable, que c'était bien fait pour elle, qu'elle n'avait pas à être aussi « conne ».

J'avais essayé de lui parler, mais peine perdue : allez rassurer une femme sursautant au moindre geste...

Ce jour-là, j'ai imaginé que je posais une marque dorée sur son front et je l'ai rebaptisée Victoria. C'est de la pensée magique primitive : « Je te nomme Victoria car dorénavant tu trouveras la force de quitter ce gros con qui te concasse le crâne comme une coquille de noix. »

3 – Cette nuit : il y a cette patiente dans le couloir, sur son brancard. Elle a le visage tellement tuméfié que ses traits disparaissent sous l'œdème. Sa figure ressemble à une pomme de terre moisie. Blanche, verte et bleue. Et toutes les déclinaisons de rouges possibles.

Je passe devant elle en pensant : « On t'a quand même bien amochée, Cendrillon... »

Je prie le Petit Dieu Des Femmes Battues et me demande ce qu'est devenue Victoria.

La jeune femme au visage de patate multicolore me fait signe d'approcher :

– Comment ça va, depuis la dernière fois ? dit-elle.

Surpris, je me recule, déchiffre l'étiquette sur son dossier : ELLE est revenue.

Impossible de la reconnaître. Le Petit Dieu Des Femmes Battues est parti en croisière. Sur son front, je ne lis plus Victoria, mais Waterloo.

Deux mots stupides sortent de ma bouche, comme une excuse pour toute la gente masculine :

– Oh... Non !

Il y a deux semaines, elle repartait en me promettant, les yeux dans les yeux, de porter plainte. Elle avait promis. Je ne lui ferais plus rien promettre les yeux dans les yeux : je ne les vois plus, ils sont recouverts par la violence des coups.

C'est encore de sa faute. Elle est, encore, « une conne » et il va, encore, arrêter de lui taper dessus, puisqu'il le lui a juré.

22 heures : une femme-pomme-de-terre me joue du pipeau en croyant dur comme fer que c'est du violon.

Aujourd'hui, il y a un mois, il y a deux semaines, la même rengaine.

Les femmes battues sont comme la mer. Il y a le flux et le reflux.

Un peu avant 23 heures,
dans ma tête de lion.

Pourquoi je fais médecine :

Secret numéro 1 : mystère, mystère...

Secret numéro 2 : pouvoir décompenser ma phobie des microbes en lavant mes mains toute la journée sans paraître mentalement instable.

Secret numéro 3 :

Alors voilà, un matin d'enfance. Ça sent le petit garçon et l'eau chaude, ça a les cheveux humides, les yeux rouges et qui piquent, la peau toute chlorée.

Ça revient de la piscine municipale et ça chahute, crie, court, ça fait des cheveux blancs à la maîtresse d'école. Ça s'amuse. Ça a huit ans.

Sans prévenir, au détour de la rue, cette Comtesse vient à notre rencontre. Couleurs criardes, talons hauts, corset.

À cet âge, les enfants savent qu'elle n'est pas bonne sœur. Ils le savent avec cette curiosité un peu morbide pour les gens qui ne sont pas « dans la norme ».

Une chose attire le regard, ce n'est ni la résille déchirée, ni les cuissardes en vrac. C'est le corset ouvert, laissant échapper un sein fendu en deux. C'est la lèvre inférieure, coupée, c'est la pommette ouverte de la tempe à la bouche. Ce qui attire le regard et installe ses bagages dans la maison de votre mémoire, ce sont les yeux désespérés de la Comtesse, ces yeux arrêtés sur cette flopée de petits chahuteurs soudain muets, en train de l'observer.

Ce regard de pure terreur en nous apercevant.

Avoir honte devant les hommes, elle l'accepte. Mais pas devant des gosses.

Il y a des secondes décisives dans la vie. Un chien battu ? Le gamin serait devenu vétérinaire. Un enfant ? Il serait devenu pédiatre. Ce n'était ni l'un ni l'autre, c'était une Comtesse chassée d'un château en flammes.

L'enfant se fait une promesse : plus tard, il tuera ceux qui l'ont blessée, qui ont incendié son palais. Mais, plus tard, il comprend : on ne tue pas, même pour de « bonnes » raisons. Cependant, on peut réparer le mal qui a été fait.

Il soignera la lèvre et la pommette, recoudra le sein fendu en deux.

Et il écrira sur cette femme. Pour rendre hommage à toutes les Comtesses du monde.

S'il peut, il ouvrira un endroit pour elles, pour ces femmes qui donnent de la chair et du sang contre de l'argent, mais qui font naître des vocations dans le cœur des petits garçons de huit ans.

Il construira un lieu, un château qui ne brûle pas.

À Pondichéry ou ailleurs.

Il faut bien commencer quelque part.

23 heures en bas, box 4.

M. Ursus, cinquante-six ans, retrouvé fin bourré dans la rue. Il hurle dans le couloir :

– JE VEUX RENTRER, JE VOUS DIS ! JE VEUX RENTRER.

– Vous êtes à l'hôpital, on s'occupe de vous, rien ne presse.

Il prononce les mots magiques :

– Mais j'ai mon petit à la maison !

Tétanisé, au bord de la hernie cérébrale, je bredouille :

— Votre petit ? Quel petit ? Il a bien dit « son
"petit" » ?

M. Ursus :

— Il a six ans, il est seul. J'ai laissé à boire, mais y
a rien à manger. Et le chauffage ne fonctionne plus !

Je n'ai rien pu faire pour Victoria, mais je vais
me défoncer pour le gamin de M. Ursus. Immédiatement, j'appelle les pompiers, les services sociaux, la
gendarmerie, l'armée et le président.

— Comment s'appelle-t-il, votre petit ?

— Tommy.

Le pauvre ! Il est seul, au sortir de l'hiver, sans rien
à manger, sans chauffage, dans le froid, et EN PLUS
il s'appelle Tommy !

Vingt minutes après, le gendarme :

— On a forcé la maison, pas d'enfant ici, juste un
chien.

Je connecte enfin.

— Comment s'appelle votre chien ?

— Je vous l'ai dit, c'est Tommy.

Tommy le chien.

23 heures, box 4.

Je reçois Lionel, douze ans. Deux coups de poing
donnés en pleine figure par la brute du collège. Il
était tard quand son père l'a enfin persuadé de venir.

Lionel travaille à l'école, il deviendra ingénieur et construira des ponts. Seulement voilà : Lionel bégaie. Le moindre stress, la moindre parole porteuse de sens ou d'affect : sa langue joue des claquettes contre son palais, tel un dauphin qui tambourine du rostre.

— Je-je-je-j'ai pe-pe-peur d-d-d'y aller !

Cétacé triste.

Le père, sur le côté, décide de placer Lionel en cours à domicile.

— Ça ne peut plus continuer. Ils lui bousillent son avenir.

Je me tourne vers le père :

— Vous permettez que je parle seul à seul au fiston ? Deux minutes, pas plus…

Le père sort, ferme la porte.

[Huis clos dans le box 4.]

Quand le père revient, Lionel et moi rions comme des bossus.

— Il faut l'envoyer à la radiographie pour vérifier sa pyramide nasale.

Une heure plus tard, Lionel repart chez lui. Les mots se cassent dans sa bouche, mais son nez est solide.

Machine à remonter le temps : j'ai dit à Lionel de ne pas avoir peur. Tout simplement. Le temps arrange les choses. Je lui ai dit cela et Lionel m'a cru SUR PAROLE.

Pourquoi ?

Quand j'avais douze ans, je tambourinais du rostre, ma langue jouait des claquettes contre mes joues, je souffrais aussi du regard des autres.

Et puis tout change : les mots cessent d'être des fils barbelés dans la bouche. La langue se détend et ne joue plus avec les syllabes comme avec les facettes d'un Rubik's Cube. On se surprend même à raconter des histoires et à aimer ça ! Le corps se déplie, les os poussent, les muscles gonflent, les camarades de classe changent. Les brutes se font brutaliser : la vie brutalise tout le monde. Sans distinction.

Tout change.

Pause café en plein cœur de la nuit.

Fin de semaine oblige, les autres lèvent le coude dans des bars. Poussin a emmené Druth. J'avais eu du nez en imaginant Poussin et la petite fille de Néfertiti ensemble. Cette image est belle : un chirurgien à plumes jaunes et une jeune fille avec un casque à cornes. C'est surréaliste. Je les imagine, après l'amour, à l'internat. Tous les deux, nus, sous la douche, avec chacun un masque chirurgical. Il manque à ce tableau un nain actionnant une machine à faire des barbes à papa et deux Écossais unijambistes jouant de la cornemuse sur le lavabo pour que leur première fois devienne inoubliable.

Druth a le bon goût d'organiser régulièrement des soirées avec des amis non médecins. Ces soirées sont précieuses, même si, déformation professionnelle oblige, je ne peux jamais m'empêcher d'y raconter quelques anecdotes croustillantes. L'autre fois, je veux les détendre en rapportant la dernière consultation gynécologique de Frottis. Druth, très sensible, refuse que ce soit « trash » :

– Tu peux, insiste-t-elle, mais si c'est drôle. Je te pose donc la question : est-ce drôle ?

Comme j'ai très très très envie de raconter, je mens :

– Bien sûr !

Druth, peu convaincue :

– Mouais… Vas-y.

– Mme Chêne, trente-six ans, consulte Frottis aux Urgences gynécologiques pour des saignements vaginaux.

Premier rictus de Druth.

– Frottis et la chef l'examinent et ressortent six lames de rasoir de la cavité vaginale de Mme Chêne.

Deuxième rictus de Druth.

– Quand on lui demande, Mme Chêne dit avoir agi de la sorte parce que, « ayant eu un rapport sexuel non protégé, elle a voulu tuer les spermatozoïdes ».

Troisième rictus de Druth, blanche comme un linge, qui bredouille :

– Elle n'est absolument pas drôle, ton histoire !

Moi, hilare, les larmes aux yeux :

– Si, si, parce que tu ne tueras jamais des spermatozoïdes avec des lames de rasoir, ils sont trop petits !

`1 heure, en bas.`

Brigitte vient me chercher :

— Il y a un médecin au téléphone. Elle veut causer à un confrère.

— Chef Viking peut-il répondre ? Je suis occupé...

— Lui aussi, avec Anabelle, et par une sortie SAMU. Désolé, mon chou...

J'attrape le combiné. Voix un peu précipitée au bout du fil :

— Bonjour, je suis le docteur Sel, médecin généraliste. J'ai besoin de vous dire ce que je m'apprête à faire et vous ne me donnerez pas votre avis, car je le ferai quand même. Je parlerai, puis je raccrocherai.

J'aurais envie d'éclater de rire si le ton du médecin ne me donnait pas l'impression de percevoir une corde de violon au bord de la rupture. J'écoute. Il est 1 heure du matin et ce que j'entends me bouleverse.

Le docteur Sel a un patient, quatre-vingt-six ans, toute sa tête, toutes ses dents, des souvenirs, des bons, des terribles, dont un tatoué au creux de son poignet...

Il arrive à la fin de sa vie, mais il refuse de rester chez lui car il a peur de mourir seul, d'être hospitalisé.

Son ressenti, sa décision, son choix. À quatre-vingt-six ans, l'expérience humaine est si grande, la mémoire si vaste, TOUT rappelle TOUT, chaque détail ramène à une date, une rencontre, un objet, son cortège de fantômes bons ou mauvais...

Et puis, à quatre-vingt-six ans, on a le droit d'être exigeant.

Pas à la maison.

Pas à l'hôpital.

Où ? Alors, où ?

Docteur Sel me parle longtemps : elle est avec son patient, il fait nuit, il dort dans sa voiture. Elle a annulé tous ses rendez-vous.

Elle l'emmène en Suisse, où le suicide assisté est autorisé.

Elle lui tiendra la main.

Il le lui a demandé.

Elle s'occupe de lui depuis des années. Elle n'a pas pu refuser.

À tort ou à raison.

En Suisse, ils regarderont les montagnes. Les cols neigeux emporteront les souvenirs de Paul. Les tristes, les joyeux, les triomphaux et les terribles. Tous les souvenirs. Même les tatoués.

`Un peu après 1 heure, en bas,`
`sortie SAMU, Chef Viking et Anabelle.`

Docteur Sel raccroche vite. Je n'ai rien répondu. Elle ne voulait pas d'un jugement ou d'une leçon de morale, mais juste dire les choses. Parfois, la parole est aussi une urgence. Même pour une consœur.

Le téléphone en main, ces vers d'Emily Dickinson titillent ma tige pituitaire :

« Pour échapper aux enchantements, il faut toujours fuir. Le paradis est au choix. »

Ovide et Emily auraient eu beaucoup de choses à se dire sur les mauvais sorts qui poursuivent l'Homme.

Pendant ce temps, le SAMU a été appelé pour un malaise en discothèque.

Melle Charbon, vingt-huit ans. D'après ses propres amis, « elle simule souvent »... Elle ferait mieux de changer d'amis.

Un urgentiste ne déteste rien de plus qu'un patient qui « simule ». Manque de chance pour Melle Charbon, ce jour-là, mon chef est le plus urgentiste des urgentistes et... il est 1 heure du matin... L'addition sera salée pour Melle Charbon. Elle ignore ce qui lui tombe dessus. Il explique à Anabelle devant la patiente « inanimée » :

— Tu vois, je lève sa main au-dessus de sa tête et je la laisse tomber.

Il le fait.

— En cas de malaise avéré, la main retombe sur le visage. Il n'y a pas de réflexe d'évitement comme ici. Allez, mademoiselle, ouvrez les yeux !

Blanche-Neige n'ouvre rien.

— Il existe des dizaines de points douloureux dans le corps : par exemple, tu prends la pulpe de son index, tu cales un stylo Bic sur son ongle. Et tu presses fort.

Il le fait.

Mademoiselle remue, mais garde les yeux clos.

– Ensuite, vieille recette infaillible, tu attrapes un des deux tétons et tu tords.

Il se tourne vers l'infirmière. Elle le fait.

Mademoiselle se tord aussi.

– Pour cette partie-là de l'examen, si le patient est une femme, il vaut mieux laisser faire par une autre femme, sinon j'aurais des problèmes.

Tu m'étonnes, Yvonne !

– Enfin, si tu doutes encore, tu soulèves la paupière et balances une pichenette sur la prunelle. BLAM ! Comme ça ! Deux fois ! BLAM ! BLAM !

Il le fait.

Melle Charbon se redresse en marmonnant quelque chose d'incompréhensible qu'Anabelle traduit par : « Je me rends ! Arrêtez ! Je me rends ! »

Je raconterai la scène à la patiente de la chambre 7.

2 heures, en haut.

Forte fièvre. La femme-oiseau-de-feu brûle.

Une semaine plus tôt, chambre 7.

Elle était logorrhéique :

– J'ai fait du nudisme une fois. Ce n'est plus possible : je me regarde dans la glace… Tu aurais vu mes chevilles du temps de ma jeunesse… Un short en été, j'étais la reine du monde ! Certaines claquaient des doigts pour attirer les garçons. Moi, je sortais mes guiboles ! Plus que des jambes, c'étaient les deux colonnes d'un temple dédié à la déesse de l'Amour ! Les garçons ne s'y trompaient pas : ils faisaient la queue pour le visiter, ce temple ! Ça rend spirituel, la testostérone.

Elle a jaugé son corps et adopté une moue répro-batrice :

— Dieu merci, ma maladie n'est pas contagieuse ! Sinon, plus personne n'oserait m'approcher. On me passerait la nourriture sous la porte. Pas pratique pour la purée/côte de porc/gelée de groseille. Faudrait mitonner des pizzas et des crêpes. Thomas cuisine très bien. En revanche, il ne raconte pas d'histoires, jamais.

Un voile triste est passé sur son visage :

— C'est un taiseux, il ne parle pas. Je ne sais pas exactement ce qu'il fait de ses journées. Je ne sais pas et, pourtant, c'est mon fils. Tu me diras ? Tu me raconteras ce que vous faites ici ? Je voudrais connaître le travail de mon fils… Une seule fois, il m'a raconté une histoire, et c'est tout. Celle d'une jeune fille épileptique et d'une poêle à frire. Tu la connais ?

Je n'ai rien dit : cette histoire est une légende urbaine. Elle existe dans tous les services d'Urgences et je doute de sa véracité. Seulement, si c'est la seule que Thomas ait jamais racontée à sa mère, je lui affirmerai qu'elle est vraie…

La fabuleuse histoire de l'épileptique et de la poêle à frire.

Il était une fois un jeune homme très attentionné qui offrit un bouquet de roses à sa dulcinée.

Le tirant par le col jusque dans la cuisine, elle l'installa sur le bar et entreprit de lui témoigner sa reconnaissance en pratiquant une " faveur buccale ".

Évidemment, la crise d'épilepsie de madame en pleine gâterie n'était pas prévue au programme. Ses mâchoires se referment comme un piège à loup sur l'appendice caudal antérieur du monsieur.

Réflexe primitif de monsieur : il essaie de se dégager, virevolte à droite, hurle, virevolte à gauche, hurle encore, s'écrase sur le sol avec madame en dessous, attrape le premier ustensile de cuisine qui lui tombe sous la main.

Une louche ? Tant pis, ce sera une louche. Échec de la louche. Une fourchette ? Trop petite. Un rouleau à pâtisserie ? Trop barbare.

Finalement, monsieur trouve l'objet parfait : UNE POÊLE !

Et que je te cogne la tête de madame avec une poêle, à droite, à gauche, en haut, en bas.

Finalement, il parvient à se dégager.

Vive les poêles !

Rien ne résiste au Téflon : ni les taches ni les épileptiques.

Quand ils atterrissent aux Urgences : lui, traumatisme de la verge ; elle : commotion cérébrale sévère.

Moralité : si ta copine est épileptique, tu peux lui offrir des fleurs. Mais garde une poêle sous la main. Ou une seringue de Valium 10 mg.

Quand Thomas avait terminé l'histoire, la femme-oiseau-de-feu avait ri.

2 heures, en bas, box 1.

Anabelle, sucette au Coca-Cola dans la bouche, s'occupe de Vladimir, sans domicile fixe, retrouvé dans la rue à 1 heure du matin, avec 3 gr d'alcool dans chaque orteil, une fièvre inquiétante et des douleurs pelviennes.

– Il nous faut un prélèvement d'urine pour examen, prévenez-moi quand vous avez envie, s'il vous plaît.

– Vous auriez une sucette ? Je n'en ai pas mangé depuis des années !

– Faites pipi d'abord, je me déciderai ensuite !

Trente minutes plus tard, toujours pas de pipi en vue.

Vladimir, avec la voix chahutée du mec encore grisé :

– Ça vient toujours pas. Dis-moi, Blondie, y aurait moyen de monter un peu le chauffage et de fermer la lumière ? Je me sens bien parti pour roupiller.

Anabelle, étonnée :

– Pourquoi Blondie ? J'ai les cheveux bruns !

Vladimir écarquille les yeux :

– Ah ben ça alors ! C'est vrai ! Et mon chauffage, Blondie, il vient ? Je voudrais pioncer.

– Avec 38 °C de température et des douleurs pelviennes, je ne lâche pas l'affaire. Pas de pipi, pas de… (elle cherche), pas de pipi. Voilà.

Une demi-heure après, elle l'a dit, donc elle le fait : Anabelle ne lâche pas l'affaire.

— Ça vient ?

— Hé, Blondie, on t'a jamais dit que tu avais un problème avec le pipi ?

Anabelle, 2 heures du matin, prête à tout pour un échantillon d'urine, répond du tac au tac :

— Hé ! On t'a jamais dit que tu avais un problème d'infection à la prostate ?

Vladimir, mouché :

— Écoute, Blondie, je demande qu'à te faire plaisir, mais quand ça veut pas, ça veut pas. Tu sais ce qui activerait bien l'« urination » ?

Elle, très pragmatique, pense : « Monter la réhydratation à 11 litres par 24 heures, 5 ou 6 g de diurétiques, m'asseoir sur ton ventre avec l'infirmière en faisant des bruits de lavabo… »

Lui, encore plus pragmatique puisqu'il a le pragmatisme utile :

— Une bonne pinte de brune, Blondie, une bonne et grosse pinte de brune !

Anabelle, dite Blondie, 2 heures du matin, prête à tout pour un échantillon d'urine. Vladimir, 2 heures du matin, prêt à tout pour une bonne et grosse pinte de brune. Un vrai combat de Titans !

Un peu avant 3 heures, dans l'hôpital
où la nuit est noire et blanche.

Gentil : mot dont la connotation ancienne était plutôt laudative, mais qui, au fil des ans, est devenu synonyme de benêt. Être gentil, de nos jours, c'est presque une insulte.

L'interne à tête de lion, il est comment ? Il est gentil...

Quelques petites règles et précautions loin d'être inutiles à l'hôpital :

1 – Ne soyez pas un connard : quand un patient sur son brancard vous souffle : « J'ai très envie d'uriner », rien ne sert de dire à l'aide-soignant : « Tu t'en occupes ? » On sait où sont les bassins, et les aides-soignants sont déjà débordés (et puis les jambes, c'est super, ça sert aussi à ça !).

2 – Soyez malin : apportez un antalgique rapidement pour soulager le patient. Pas pour être humain, mais parce qu'un patient qui n'a pas mal est plus patient qu'un patient, même plus patient, mais qui n'a pas la patience d'attendre quand il a mal (j'ai été clair, là ?).

3 – Soyez une vraie maman : une couverture sur le corps s'il a froid, une autre sous la tête (les brancards n'ont rien d'un matelas à confort thermorégulé et les vieilles personnes adorent les coussins).

4 – Après une prise de sang, expliquez au patient qu'il attendra trente minutes minimum : le laborantin

de la cave n'est pas Shiva le Transformateur, il a seulement deux bras, et les appareils d'analyse nécessitent un laps de temps incompressible. Vous n'avez pas oublié le patient, mais vous en voyez d'autres en attendant les résultats.

Est-ce de la bien-pensance ? Non. Ce n'est même pas de la bienveillance. On travaille mieux quand le patient est détendu. On l'examine mieux quand il n'a pas mal et quand il se sent « à l'aise », quand il n'a pas froid, que sa nuque n'est pas, toute raide, posée à même le dossier et quand il sait pourquoi il attend sur son brancard.

On examine bien mieux dans ces conditions et, l'examen clinique, c'est notre job.

Ce n'est pas pour être gentil, c'est pour être efficace.

3 heures, chez nous.

Une chambre de l'internat est spécialement aménagée pour l'étudiant travaillant le soir. Le plus souvent, trop de monde se bouscule aux Urgences pour que l'étudiant ait le temps de retourner à l'internat se coucher pendant la nuit.

L'autre matin, vers 5 heures, je sortais en catimini de la chambre de Blanche. J'ai vu de la lumière dans la salle commune de l'internat.

Puis j'ai entendu du bruit. La porte du frigo s'ouvre et se referme plusieurs fois. Des emballages de bonbons crissent sous des doigts maigres et avides. Il y a des sons étranges, comme un égout vidé. Puis je comprends. Les gargarismes et les râles sont les haut-le-cœur d'une jeune fille en souffrance. On ramone un œsophage, on rince une bouche. Derrière la sucette au Coca-Cola qui va et vient dans la bouche d'Anabelle, il y a des pleurs et des vomissements.

La nuit, tout est vrai.

4 heures, en bas.

Jour « sans » : « La vie est extraordinaire si vous la regardez sous un angle extraordinaire. Sinon, c'est juste un bocal de merde. »

Comme tout le monde, j'ai des jours « avec » et des jours « sans ».

Les jours « sans », j'ai une inclination naturelle à considérer l'être humain comme le désespoir du bocal de désespoir posé sur une étagère oubliée de l'Univers.

Cette nuit, après mes tristes retrouvailles avec Victoria, c'est plutôt un jour « sans ».

Le jeune M. Mazda atterrit aux Urgences, il a trente ans, en paraît quatorze :

– Je vis avec maman, m'explique-t-il, ils disent que je ne réfléchis pas assez vite pour vivre seul.

Son débit est lent, mais doux. Sa présence élargit l'espace autour de vous et donne au temps des contractions étranges : il est là sans y être, éthéré, évanescent. Presque vaporeux. Absent.

Je montre les plaies sur ses genoux et ses coudes :

— Et ça ?

— Hier soir, je descendais à vélo, il y avait une chenille au sol, j'ai fait un écart, j'ai percuté la barrière du voisin. Je pensais que ça cicatriserait, mais je saigne beaucoup.

Je le suture. Il est jardinier : il « aime les arbres et les fleurs qui réfléchissent lentement ». Il me remercie dix fois, comme si j'avais sauvé le monde. Une pensée saugrenue me traverse : « Heureusement qu'il a des chaussures, sinon des nénuphars pousseraient sous ses pieds, tel le Bouddha. »

Si le temps s'arrêtait un jour, j'aimerais que ce soit après une telle consultation. Je serais debout, dans le couloir, complètement épuisé, bouleversé aussi. Je regarderais le patient s'en aller. Je figerais pour toujours ce sentiment étrange d'avoir rencontré quelqu'un d'extraordinaire. Ça rend optimiste, des patients pareils.

Les jours « sans », ceux où je nous vois tous comme le désespoir du bocal de désespoir posé sur une étagère oubliée de l'Univers, j'aime que des MM. Mazda croisent ma route et me rappellent combien c'est plus compliqué que cela…

5 heures.

Anabelle et moi sommes appelés dans les étages. Nous partons, chacun de notre côté : elle en gériatrie, moi en neurologie.

1 – Elle :

Anabelle n'est pas près d'oublier cette nuit-là... Pourquoi ? C'est une Super-Interne en médecine générale. Elle s'est enquillée trois gardes de nuit et rêve de dormir quarante-huit heures d'affilée. Une semaine aux Urgences, c'est une *rave party* sous ecstasy : le temps passe à une vitesse folle, les patients forment un maelström incessant donnant le tournis.

Le souci ?

À 18 heures, Anabelle au taquet embauche aux Urgences pour une folle dernière nuit :

« Pas de café, pas de vitamine C, une claque ou deux si je flanche, ça passera vite, et demain je dors ! »

Elle a oublié sa pilule. Elle fouille, dans son sac, sent la plaquette, sort le comprimé, l'avale cul sec. Situation banale ? Il y a plusieurs leçons à tirer de cette histoire :

– Les filles : rangez le contenu de votre sac à main (parce qu'on sait que c'est toujours un peu le bazar... Sans vous offenser... on vous aime) ;

– Toujours vérifier ce qu'on avale : une fois qu'on a dégluti, il est trop tard ;

– Ne jamais mettre au même endroit la plaquette de pilules contraceptives et sa plaquette de somnifères.

Malheureusement pour Anabelle, super-interne en médecine générale, il est trop tard : elle va passer la pire nuit de sa vie…

– Demain, je dors, se répète-t-elle après avoir heurté son front contre la porte d'entrée du service de gériatrie.

Là, elle se présente à l'infirmière :

– Je viens constater le décès de M. Raspoutine.

– J'ai prévenu la famille, ils arrivent dans trente minutes avec des vêtements.

Anabelle la remercie, voit le patient et rappelle aussitôt l'infirmière :

– Dans combien de temps as-tu dit que la famille arrivait ?

L'infirmière, satisfaite, pensant avoir gagné du temps et économisé celui de l'interne :

– Ils ne devraient plus tarder.

– Le problème, c'est que j'ai les pouls, déclare Anabelle blanche comme le drap recouvrant le malade.

L'infirmière palpe :

– Merde ! Y'a les pouls ! Il n'est pas mort, alors ?

Anabelle, à moitié comateuse, acquiesce :

– Ben non !

Elles paniquent :

– Que fait-on ?

– C'est simple, soit j'appelle la famille en criant :
« Poisson d'avril ! Il n'est pas mort ! » Soit, d'ici à ce
que la famille arrive… il… enfin… tu vois, quoi…

– On ne peut pas crier « poisson d'avril ! » dit l'infirmière, très premier degré.

– Non, on ne peut pas. En plus, on est en mars,
répond Anabelle, très second degré.

Finalement, M. Raspoutine part paisiblement dans
le quart d'heure qui suit.

2 – Moi :

Au téléphone, une infirmière du troisième étage :

– C'est Mme Circé, quatre-vingt-dix-huit ans, elle
n'a pas l'air bien.

En voilà, une bonne description ! Droit à l'essentiel ! En même temps, j'aurais été surpris d'entendre :

– Mme Circé s'est réveillée, je voulais que tu
saches qu'elle va bien, elle remarche, a rajeuni de
trente ans, elle sort faire un tennis avec son petit-fils.

Donc, me voilà, Superman noctambule déambu-
lant dans les couloirs de l'hôpital.

Il y a une erreur dans l'anatomie de l'étudiant en
médecine : nous devrions tenir du manchot et avoir,
comme lui, un abdomen lisse et rebondi sur lequel
nous jeter pour glisser en agitant violemment des
petites ailes blanc et noir qui nous pousseraient en
avant. Nous irions tellement plus vite ! Les patients
insomniaques, entre deux gelées laxatives à la groseille,
se régaleraient de voir traverser à toute vitesse cette

jeunesse noctambule et plus rapide que des patineurs artistiques.

Créons une nouvelle branche taxonomique : l'*Aptenodytes forsteri Carabini*. Le carabin manchot empereur. Avec une tête de lion et une chemise écossaise.

J'arrive au troisième, la crinière encore embrumée, dressant l'inventaire des maladies dont le symptôme est de « ne pas avoir l'air bien », et la liste des différents traitements des Maladies-des-gens-qui-n'ont-pas-l'air-bien. Ça fait beaucoup.

J'entre dans la chambre quand l'infirmière, monomaniaque, lance :

— Elle n'a vraiment pas l'air bien !

— C'est-à-dire ?

— Elle ne bouge plus.

Je finis mon examen, me tourne vers l'infirmière :

— Effectivement ! Elle est morte !

Nous sommes trois dans la chambre : Mme Circé quatre-vingt-dix-huit ans, morte de ne pas avoir l'air bien. L'infirmière, 5 heures du matin, qui n'a plus l'air très bien. Moi, interne, 5 heures du matin, se répétant « quatre-vingt-dix-huit ans, quatre-vingt-dix-huit ans, quatre-vingt-dix-huit ans », pour se rassurer et garder vraiment l'air de rien.

6 heures, salle de soins des Urgences.

Personnellement, j'adore travailler la nuit, le bloc d'Urgences prend des airs de bivouac, on est là comme en campagne militaire.

Vers 6 heures du matin, si tout est calme, Brigitte tire vers elle un tabouret où allonger ses jambes trop lourdes. Elle s'emmitoufle dans une couverture et met sa tête en arrière. Je profite d'un brancard vide pour m'étendre et piquer un somme. Parfois, quand l'attente est trop longue, je m'endors vraiment. À mon réveil, Brigitte a disparu et a posé sur moi sa couverture encore chaude.

Cette nuit-là : un fauteuil, pas de patient, des jambes 'lourdes et Morphée qui me tend ses bras. Demi-sommeil : un souvenir me revient, violent. C'était il y a un an, au cabinet du bon Docteur Octopus Quichotte. Nous recevons Éli, cinquante-huit ans, douleurs abdominales après les repas. Probablement une gastrite. Docteur Octopus me laisse l'examiner, il trie des papiers.

Éli est sympa, il est professeur d'anglais et prend bientôt sa retraite anticipée. Il aime John Keats, je ne l'ai jamais lu. Mais on tombe d'accord sur William Blake. C'est un génie. Quant à Milton, j'admets que je n'ai pas réussi à dépasser la dixième page du *Paradis perdu* : il me regarde avec indulgence (en même temps, j'appuie fort sur son épigastre…).

Fier comme Artaban, il me parle de son fils, Joshua, dix-huit ans.

On sent que cet homme n'a pas grand-chose dans la vie, mais son fils, il l'a.

— Joshua hésite entre faire une grande école de commerce et médecine, me dit-il.

Tout en finissant la consultation, je cède à l'envie de prêcher pour ma paroisse et vante la qualité de mes études.

Le patient nous salue chaleureusement, repart avec sa prescription.

Le docteur Octopus Quichotte, la tête encore dans ses papiers :

— Il est mort.

— Pardon ?

— Joshua est mort il y a quatre ans. Après un match de foot, il est allé dormir, il ne s'est pas réveillé. On appelle ça une Mort blanche. Il avait dix-huit ans.

Parfois, quand je n'ai pas le moral, je pense à Éli : l'Homme qui parle de son enfant et le fait vivre encore. Évoquer Éli, cela ne soulage pas, mais ça réconcilie vraiment avec le genre humain.

Impression fugitive de recevoir un grand coup de pelle sur la tête.

Brigitte effleure ma joue, je me réveille en sursaut.

– Je suis désolée de te déranger...

Tristement, elle me tend le téléphone :

– C'est l'oncologue de garde, au cinquième étage.

Boule dans l'estomac : « Déjà ?? »

– Allô ?

Voix rocailleuse au bout du fil. La patiente en train de mourir a dérangé le cancérologue en train de dormir, le Docteur Ronchar, le non-voyant qui gère les soins palliatifs. Un homme compliqué, qui ne travaille que la nuit...

– Ta patiente, celle que tu aimes bien, chambre 7.

– Oui...

– Son état s'est dégradé. Elle présente tous les signes d'un choc septique. On ne fera rien, compte tenu de sa maladie. J'ai prescrit les soins de confort appropriés. C'est tout.

– Vous êtes sûr ?

– Certain : à moins que tu ne souhaites prolonger son calvaire le plus longtemps possible.

Je hurle au téléphone :

– Vous ne comprenez pas ! Son fils sera bientôt là ! Il doit être près d'elle avant qu'elle... qu'elle...

– Son fils ?

– Thomas. Il est étudiant en médecine et termine un stage à Reykjavik. Il est coincé là-bas à cause du volcan. Ou à l'aéroport de New York, je ne sais plus. Quelque part au-dessus de l'Atlantique ! Dans un avion... Il arrive... Il...

Je devine alors, dans un effrayant éclair de conscience, ce que s'apprête à dire le docteur Ronchar :

— Qu'est-ce que tu racontes ? Elle n'a plus de famille : son fils est mort il y a dix ans. Il était en Islande, c'est vrai, il faisait bien un échange hospitalier. Il est parti en vacances en Europe, puis aux USA. Il était dans le vol UA 175 qui s'est écrasé sur les Twin Towers. Je te laisse, j'ai sommeil et j'ai peur des fantômes.

Il raccroche.

Le fils de la femme-oiseau-de-feu a vingt-quatre ans. Pour elle, il a vingt-quatre ans depuis dix ans : le jour où un avion a frappé une tour pour la transformer en volcan.

La tête me tourne, j'ai des éblouissements.

La nuit, tout est vrai.

6 heures, dans ma tête.

Le docteur Octopus Quichotte avait utilisé le terme « Mort blanche » à propos de Joshua. Les Morts blanches, devrait-on dire. Car elles touchent le nourrisson, l'enfant, l'adolescent, la jeune femme, l'homme mature…

C'est la nuit ou la sieste, on s'endort paisiblement, mais on ne se réveille jamais.

Quand on cherche, quand on ouvre le corps et en fouille la chair pour comprendre : rien du tout. Pas de malformation cardiaque, pas de médicaments, pas de drogues, pas de bactéries, pas de virus. Juste un immense point d'interrogation en travers de la cage thoracique.

Vient fatalement l'instant où des mots tendancieux s'embusquent : il y a le mot « étrange ». C'est étrange, quelqu'un qui meurt ainsi. Il y a le mot « injuste ». C'est injuste quelqu'un qui meurt ainsi.

Et il y a ce fameux mot que les scientifiques détestent : « surnaturel ». Osons le dire, c'est surnaturel quelqu'un qui meurt ainsi. Du même acabit que la combustion spontanée.

Un jour, on mettra un nom sur la Mort blanche : « C'est le virus X-42OH17 qui a fait ça », on l'habillera avec la couleur des lettres et des chiffres. Les familles auront quelque chose à détester. Une maladie parmi d'autres.

Une partie de notre existence se résume à un verbe : « accepter ». D'abnégation en abnégation, de petites concessions en grandes frustrations, comment accueillir l'irréversible ?

L'hôpital est un prétexte pour chercher ce qui fait l'humanité en l'homme. On entend des phrases prononcées par les familles au moment de l'annonce, je les ai notées, pour savoir ce qu'être humain veut dire.

Il y a les égoïstes, comme la famille de M. Jupiter, dément, quatre-vingt-seize ans, surinfection bronchique :

– Hors de question, réanimez-le.

L'époux de Mme Saturne :

– Mais que deviendrai-je sans elle ?

Les colériques, comme le frère de M. Mercure, paralytique et très âgé :

– Vous êtes une bande d'incapables !

Le fils de Mme Vénus :

– C'est impossible.

Les fatalistes, comme l'épouse de M. Lune, agriculteur, écrasé dans un champ par une moissonneuse-batteuse :

– C'est la vie…

Les mères, comme celle de M. Mars, dix-sept ans, accident de voiture, effondrée dans les bras de son mari :

– Mon Dieu, toutes ces choses qu'il ne verra pas…

Guide stratégique pour garder le cap en cas de grosse tuile :

1 – Ouvrir son carnet de notes et relire les meilleures petites phrases de nos patients :

Une femme avec un mal de ventre :

– « J'ai mangé une omelette aux oignons pour soulager la douleur. »

Un papi, avant la réduction de son épaule luxée :

– « Je m'y attendais : hier, j'ai vu un film où un policier découpait des bonnes femmes avec une scie sauteuse ! »

Une femme avec des malaises :

— « Je ne voulais pas grossir après le gros repas des fêtes, alors ma Mamie qui est diabétique et a du cholestérol a dit : "Prends mes médicaments, ils font baisser le gras et le sucre dans le sang." Je l'ai fait, mais je ne me sens pas très bien. »

Le patient qui n'assume pas :

— « Vous ne me croirez pas… Je revenais du marché, j'allais prendre une douche et j'ai trébuché dans la cuisine : je suis tombé droit sur ce légume… »

— Pourquoi prenez-vous tous ces médicaments ? « Je ne sais pas, mon médecin me les a prescrits alors je les prends. » Et les anticoagulants ? « Aucune idée ! » Et les antibiotiques ? « Pffeuuu ! Qu'est-ce que j'en sais ? »

Un petit garçon de neuf ans :

— « Le vieux monsieur, sur le lit, dans le hall, celui qui ne bougeait pas, est-ce qu'il était mort ? »

Le mari d'une femme qui subira une ovariectomie :

— « Vous enlèverez le bleu ou le rose ? Celui des filles ou celui des garçons ? »

2 – *Le Da-Vinci Code Pouêt-Pouêt* :

Si les petites phrases ne suffisent pas, je vous livre un secret qui changera la face du monde. La technique secrète pour consoler. La technique du Pouêt-Pouêt.

Prenez votre main gauche, glissez-la sous l'aisselle droite et balancez un généreux « Pouêt-Pouêt » en fixant la personne dans les yeux.

Cette technique marche :

– Devant un film triste à l'internat, si les étudiants ont passé une sale journée, que l'un d'entre eux essuie une larme lorsque le héros se sacrifie pour sauver le bébé phoque : n'attendez pas, Pouêt-pouêter-le.

– Sur sa petite cousine, juste avant le concours de médecine. Dites-lui : « Hé, regarde : Pouêt-Pouêt ! »

– Sur le chagrin d'amour d'une amie : captez son regard tout de mascara ruisselant et Pouêt-pouêtez-la.

– Sur ma grande sœur, quand elle tient entre ses mains son ventre douloureux et vous annonce que le petit neveu ou la petite nièce tant attendu ne viendra pas… Pouêt-pouêtez-la. Tristement, mais faites-le. Ensuite, prenez-la dans vos bras.

– Sur Amélie pleurant le petit patient parti trop tôt et se murant dans le silence. Pouêt-pouêtez-la. Elle vous dira : « Putain, t'es con. » Peu importe : elle aura parlé, premier pas vers la guérison.

Cette technique a ses limites, elle n'est pas efficace si vous annoncez une maladie grave et n'a aucun effet sur les parents inconsolables (je vous déconseille d'essayer).

Mais, pour les cas de chagrins passagers, elle est efficace. Même *a minima* : elle fait toujours sourire. Et sourire, c'est déjà 50 % du boulot.

3 – Si 1) et 2) ne fonctionnent pas : lire et relire la plus mémorable consultation d'Urgences de Frottis. Elle s'appelle : « Frottis, l'Univers, Monsieur Braille, Einstein, Woody Allen et l'Amour ».

« Deux choses sont infinies : l'Univers et la Bêtise humaine. Pour l'Univers, je n'en suis pas encore sûr... », disait Einstein.

J'aimerais ajouter deux infinis au répertoire de ce bon vieil Einstein : l'Imagination (en particulier quand il s'agit de s'enfoncer différents objets dans différents orifices) et le Sens de la Répartie (quand il s'agit de justifier pourquoi on a enfoncé cet objet dans cet orifice).

Exemple :

M. Braille arrive aux Urgences. Verge tuméfiée : rouge, chaude, déformée, très douloureuse. Il n'a pas uriné depuis quatre heures.

– Que vous est-il arrivé ? demande Frottis.

– Rien. Enfin... C'est gênant.

Une radiographie plus tard, Frottis s'étrangle :

– Mais c'est un stylo ! Vous avez enfoncé un stylo dans votre urètre !

Réponse authentique et magique du patient :

– Oui, docteur, mais c'était un stylo ergonomique.

[Qui résisterait à un stylo ergonomique ?]

Rajoutons un troisième infini : l'Amour !

Exclamation de l'épouse quand l'interne l'appelle pour lui signaler l'hospitalisation de son mari :

– Me dites pas qu'il s'est encore fourré un stylo dans la bite ?

M. et Mme Braille : trente ans de mariage. L'Amour et la Poésie : toujours intacts.

« Quand on me dit que j'ai un sens de la répartie formidable, je ne sais jamais quoi répondre », a dit Woody Allen.

Il pourrait répondre ça : « Oui, docteur, mais c'était un stylo ergonomique ! »

Si aucune de ces trois techniques ne fonctionne, mettez votre blouse et allez bosser…

8 heures, en bas.

Ma garde se termine. Je marche dans ce couloir sombre et interminable où s'échouent les corps. Chose promise, chose due : je monterai au cinquième raconter la fin de l'histoire de Mme Ariane, la patiente ayant passé la nuit de Noël à l'hôpital. J'ai réinventé la fin. Pour que la femme-oiseau-de-feu garde espoir… Où que soit son esprit, elle m'entendra. Elle croira à l'existence des miracles et elle se battra jusqu'au bout. Je lui mentirai en disant que, le surlendemain de l'hospitalisation de Mme Ariane, en arrivant dans le service, j'ai appris la guérison subite de son méningiome : il n'y avait plus aucune trace détectable de tumeur. Elle remarchait et paraissait vingt ans de moins. Je dirai à la femme-oiseau-de-feu que la famille de Mme Ariane est venue la récupérer et la ramener à la maison en s'excusant de leur manque de compassion et d'amour.

8 heures 7 minutes, en haut.

Sur le pas de la porte de la chambre 7, mon corps se pétrifie. Derrière, la main de Fabienne caresse mon épaule :

— Je suis désolée. Son état s'est dégradé subitement. Probablement une surinfection pulmonaire. Elle était déjà très faible...

— Je sais. L'oncologue m'a appelé. Mais il y a savoir et il y a voir... À ton avis, combien de temps ?

— Impossible de te répondre. Probablement peu. Je suis désolée, répète-t-elle.

Avais-je vraiment cru à la guérison de Mme Ariane ? À l'idée que sa famille la récupérerait pour en prendre soin ? Vraiment ? J'imaginais raconter cette fin-là à la femme-oiseau-de-feu comme je l'avais souhaité à l'époque, le jour de Noël, tandis que je mangeais du foie gras et dévorais les treize desserts en famille.

Je redescends vers les Urgences, les étages s'écroulent les uns après les autres. Les dizaines de lits et de malades aussi. Je tiens absolument à raccompagner Anabelle jusqu'à sa voiture.

Sous-sol, la porte s'ouvre, se referme, je suis encore à l'intérieur, immobile, perdu dans mes pensées.

Je me revois le lendemain du jour de Noël : Mme Ariane était morte. La vraie vie, on est en plein dedans, ce n'est pas la télévision, il n'y a pas d'angelots sur le rebord de toits enneigés, et les miracles n'existent pas. Même si j'adorerais cette première version de l'histoire, je n'ai jamais vu de miracle. Il n'y a pas de chute drôle ni spectaculaire à cette consultation, juste une femme qui meurt d'un méningiome près d'un petit con à tête de lion guettant l'horloge et embrassant un vieux front ridé sans trop savoir pourquoi.

Cette année-là, Noël n'avait servi à rien.

JOUR 7

Run boy run,
Woodkid.

8 heures 56 minutes,
devant les Urgences, avec Anabelle.

J'ai finalement réussi à m'extirper de l'ascenseur. Nous sommes dehors. Pause cigarette. Elle est bonne, cette clope, surtout après une nuit pareille...

Ma co-interne, exténuée, surprend mon regard vers le cinquième étage :

– Tu retournes la voir ?

– J'y resterai jusqu'au bout.

– C'est une erreur, tu te fais souffrir...

Je jette ma clope au loin :

– Tu sais de quoi tu parles...

On s'observe une minute. Gêne. Elle enchaîne :

– J'ai encore gaffé pendant ma garde ! C'est drôle. Il y avait ce papi, on le croyait endormi, mais il...

Je lui coupe la parole :

– Je t'ai entendue. L'autre nuit à l'internat, et celles d'avant. Si tu as besoin, je suis là. Si tu veux parler, je suis là. Si tu es en colère, je suis là. Si tu veux gifler quelqu'un, je suis là. Et si tu veux pleurer, pleure. Mais ne te fais plus de mal. Tu es belle. Sais-tu combien tu es belle ? Non, ne dis rien. Écoute-moi. Tu es belle, toutes les parties de toi sont belles.

Je fais demi-tour sans attendre de réponse. Anabelle ne bouge pas. Elle se tient droite, devant les collines entourant l'hôpital.

8 heures, 57 minutes, en bas,
Chef Viking finit sa garde.

Les pompiers transportent M. Nietzsche. Il est calme, souriant, engoncé dans une coquille de protection. Tout le préserve.

Accident de voiture. Il a percuté deux petites filles et elles sont mortes.

M. Nietzsche, pas une égratignure, reste étonnamment placide.

« Ce n'est pas possible, pense mon chef, être aussi indifférent. Ce type a causé la mort de deux gamines… Sans doute est-ce une réaction psychologique, un moyen de défense… »

Il s'occupe du malade, lui apporte une couverture, l'ausculte, palpe sa nuque, vérifie ses pupilles, croise son regard.

– J'étais fatigué, dit-il, le volant m'a échappé…

Chef Viking est bouleversé par cette sérénité. Il la tourne et la retourne dans sa tête : « Pourquoi ne réagit-il pas ?!?! »

Puis une amie du patient arrive aux Urgences et lui parle à l'oreille. Il éclate en sanglots.

Il ne savait pas.

Chef Viking est soulagé.

Il avait peur que l'homme sache et ne pleure pas.

8 heures 59 minutes, rez-de-chaussée.

J'entre dans le hall d'entrée. Derrière le bureau d'accueil, la machine à café bouillonne. J'entends une cuillère taper le bord d'une tasse. Un sac de viennoiseries se déplie comme une fleur froissée. L'odeur des croissants réveille mon estomac. La standardiste ouvre un journal. Le papier crisse. L'encre est fraîche : si on frotte la Une, la pulpe de l'index se teinte de noir.

Sur la page météo, une journée magnifique.

Quand il fait beau, les gens meurent aussi.

J'appuie plusieurs fois sur le bouton du cinquième étage, croyant accélérer l'ascenseur. Ce matin, je n'ai pas le temps d'attendre.

Dans un hôpital, les ascenseurs ne sont jamais en panne tous au même moment. Quoi qu'il arrive, l'un d'entre eux fonctionnera toujours : pour monter ou descendre les brancards. Question de vie ou de mort, ces mouvements ont interdiction de s'interrompre.

Au premier étage, bureau des consultations externes, infaillible et parfaite Amélie.

Mon amie fait entrer Mme Andersen. Sa beauté lui coupe le souffle : vingt-sept ans, cheveux blond cendré, iris vert ourlé de longs cils noirs, sourire ravageur, peau ambrée, corps athlétique. Une sirène.

Mme Andersen est avocate. Elle aime les bons livres, les bons vins, les longues balades, les belles peintures, les beaux mecs. Mme Andersen est belle, elle aime les belles choses, les belles choses l'aiment : elle mène « la belle vie ».

« Toi, la nature ne t'a pas oubliée... » constate Amélie.

Elle continue la consultation de son mieux : une œuvre d'art pareille perturberait n'importe qui.

Quand l'interne évoque le sujet de la contraception, la patiente l'arrête aussitôt :

— N'avez-vous pas lu mon dossier ?

— Non, pourquoi ?

Mme Andersen observe Amélie de ses beaux yeux émeraude, penche son buste de statue grecque en avant et son sourire ravageur se voile tristement :

— Agénésie utérine congénitale. Je suis née sans utérus.

Si, finalement, la nature l'a oubliée...
Ne jamais se fier aux apparences.
Même en plein jour. Même lumineuses.

Dans l'ascenseur.

La grande cage en fer s'arrête au premier étage. Une dame monte. Je me colle au fond, souhaitant passer inaperçu.

Ma tête de lion est toute gonflée de souvenirs. Ils roulent sous le pelage.

Il y a un an, lors de ma dernière visite, les paumes de ma mère s'étaient tendues vers la fenêtre et le soleil derrière. Elle avait les mains d'une vieille. D'ailleurs, en quelques jours, elle était devenue vieille. Je me tenais contre son dos, gardant ses bras levés.

– Plus haut ? Comme ça ?

Elle avait dit oui.

– Te rappelles-tu ? Ce que je te disais enfant ?

J'avais répété ma leçon :

– L'existence est un cadeau : sens-tu la chaleur passer sur ton front, glisser entre tes doigts ? Tu es en vie.

Elle avait serré ma tête effondrée contre sa poitrine :

– Viens là. Ne sois pas triste. Une personne entrant dans cette chambre verrait beaucoup de différences entre moi, la femme malade, et toi, le jeune homme qui la veille. Mais s'il prenait de la hauteur, s'il montait loin au-dessus des plaines et des collines, il ne distinguerait plus celle qui est couchée de celui qui est debout. Il ne verrait qu'un point blanc perdu dans l'immensité blanche. Tout est lié... Souviens-toi : tu étais dans ton lit, tu avais six ans. Je te racontais comment le sang d'Ajax se change en jacinthe. On croit qu'il meurt. Il devient fleur. Tout est pareil. Prends un grain de blé. Plante-le. Il semblera pourrir. Reviens en été, tu auras un champ. Rien de ce qui a existé ne saurait disparaître. Je ne meurs pas, tu me continues.

Au deuxième étage, Poussin.

Melle Licorne, dix-neuf ans, transplantée depuis deux semaines. Son nouveau rein fonctionne, mais elle fait des cauchemars :

— Toujours le même, il se répète chaque nuit depuis l'opération.

Le chef la rassure :

— Les antalgiques provoquent parfois des troubles du sommeil.

Elle ne l'écoute pas :

— Je suis dans un centre commercial et un train énorme me fonce dessus !

Poussin regarde le chirurgien qui regarde Melle Licorne qui regarde son père qui regarde l'infirmière qui regarde Poussin.

Personne ne dégaine : un vrai braquage à la mexicaine. Finalement, tour de passe-passe du chef qui sort un lapin de son chapeau :

— On va baisser la dose de morphine.

Basta ! Ils quittent la chambre. Poussin, tel un petit garçon croyant à la magie :

– C'est très étrange : parmi tous les rêves possibles, elle fait celui-là ! Le don est anonyme, personne ne sait rien sur le donneur, hormis le chirurgien et nous.

Le chef sort un nouveau lapin du chapeau :

– Je ne suis ni statisticien, ni mathématicien.

Pas magicien, non plus.

Le rein tout neuf de Melle Licorne provient d'un suicidé de vingt-huit ans. Il s'est jeté sur des rails.

Dans son lit, la jeune fille regarde par la fenêtre : avec son rein tout neuf, elle ne passera plus trois fois quatre heures par semaine en dialyse.

Dans l'ascenseur.

La dame sort, un jeune homme prend sa place. Il est absorbé par un jeu sur son téléphone. Tant mieux, je continuerai à trier mes souvenirs dans mon coin.

Il y a un an, dans une chambre comme la chambre 7, ma mère tend son bras vers un tiroir. Je me lève, attrape la poignée en fer, sors un livre, baisse les yeux : notre livre. *Ellam Onrū.*

Aujourd'hui, je l'ai perdu, je ne sais plus où il est. Ce n'est pas grave : il est dans toutes les pages, toutes les bouches, toutes les encres. Les livres racontent toujours la même histoire.

Je m'étais baissé vers elle :

– Tu ne meurs pas, je te continue.

J'avais inspiré. Elle aussi.

Le lendemain de cet après-midi, le jour de sa mort, le blizzard a bloqué ma famille sur la route. L'hôpital se tenait là, à quelques dizaines de kilomètres, mais nous étions coincés : tunnel fermé, col impraticable. Le sol aurait été sec et le ciel vidé de son coton froid, nous aurions été avec elle. À la toute fin.

Je me souviens de ce panneau, écrit en grosses lettres écarlates :

– CHUTE DE NEIGE : ROUTE BARRÉE.

J'ai détesté la neige.

Ce n'était pas un avion enfoncé dans une tour, c'était la neige. Qu'importe : dans les deux cas, le ciel est coupable.

Troisième étage, une équipe médicale comme une autre : un médecin, un infirmier, une aide-soignante.

Chambre 12 : Mme Stiverdt, quarante-huit ans, hospitalisée pour fausse route avec pneumopathie d'inhalation. Elle ne mange plus sans avaler de travers. Depuis dix ans, elle souffre d'une maladie de Steinert, saloperie dégénérative qui change vos muscles en soupe et vous métamorphose en poupée de chiffon.

Ils sont trois à porter Mme Steinert après son passage sur la chaise percée : l'aide-soignante, l'infirmier, le médecin.

Le corps humain est composé de 70 % d'eau. Pour Mme Steinert, Dieu a ajouté du plomb.

Du plomb et pas mal de déveine.

Cette semaine, le médecin a vu son confrère neurologue, il voulait son avis sur Mme Steinert. Il le lui a donné.

Il s'est tourné vers le pneumologue, a sollicité son expertise sur la radio de Mme Steinert. Il la lui a donné.

Il a parlé de Mme Steinert à la diététicienne afin d'obtenir un conseil. Elle le lui a donné.

Ce matin, à 9 heures 13 minutes, l'aide-soignante interroge le médecin : « Pourquoi l'appelles-tu Mme Steinert ? Elle s'appelle Mme Stiverdt ! »

Depuis le début de la semaine, il a confondu son nom, à consonance germanique, avec celui de sa maladie.

Depuis le début de la semaine, différents spécialistes ont donné de leur temps et de leur connaissance.

À l'hôpital, il y a CEUX qui donnent et CE qui vole.

Les infirmiers, les aides-soignants, les médecins donnent.

La maladie vole.

Depuis dix ans, la maladie de Steinert a tout volé à Mme Stiverdt : sa vie de femme, sa vie de maîtresse, sa vie sociale, sa dignité, son droit de se torcher toute seule ou de manger sans suffoquer.

Ce matin, la maladie lui a aussi volé son nom : elle s'appelle Mme Stiverdt.

Dans l'ascenseur.

J'ai une pensée idiote ! Dans quelques jours, il y aura un nouveau patient dans la chambre 7, sous les draps. Un nouvel être humain, avec sa propre histoire.

Nous sommes tous destinés à finir notre existence dans un lit.

Toutes les chambres du monde sont des chambres 7.

Quatrième étage, Frottis.

Ma co-interne accompagne la vieille Regina Dos Aulnes, quatre-vingt-seize ans, dans sa nouvelle chambre. Elle l'a reçue tout à l'heure aux Urgences. La matinée s'annonçait cauchemardesque : hall plein à craquer, brancards se la jouant file indienne, succession d'âges, de bobos plus ou moins graves, plus ou moins urgents...

Au milieu, passant inaperçue, la « Dame ». Frottis a décidé de distinguer une Reine-Mère là où ne reposait qu'une vieille femme démente, nue sous une chemise blanche d'hôpital.

Regina Dos Aulnes... La Dame dessinait, du bout des doigts, de drôles d'arabesques dans le vide. Sa main droite allait et venait, agrippant quelque chose que la jeune fille ne voyait pas. Elle semblait coiffer le vide. C'est cela : le vide serait une sorte d'immense chevelure invisible au commun des mortels et la Dame entreprenait d'en peigner chaque mèche.

Un geste brusque, et la chemise est tombée, dénudant son sein.

Frottis, l'interne qui a peur de vieillir sans avoir assez vécu, s'est approchée pour recouvrir la Dame, a scruté son regard, pour y chercher des réponses.

Échec, Frottis n'a rien trouvé. Mais son visage… Ses rides… De près, Frottis le sait, son idée n'était pas une fantasmagorie : la patiente n'a rien d'une vieille démente sur son brancard d'hôpital.

On se trompe : Alzheimer n'existe pas. Cette maladie horrible n'existe pas.

Sur le brancard, où Régina Dos Aulnes trônait perdue au milieu des Urgences, elle ne peignait pas les cheveux du vide : elle présidait à des armées silencieuses, elle était une Reine qui commande aux nuées.

9 heures, cinquième étage.

Les portes de la cage en fer s'ouvrent. Nous sommes au septième jour de ce marathon des mots : je vais traverser le long couloir qui mène à la chambre 7, m'asseoir et me reposer près de la patiente. Sept jours à bavarder des vivants et des morts, des malades et de ceux qui les soignent… Ça use…

Fabienne m'intercepte :

– J'ai besoin de toi une minute. Il ne reste pas de place en pédiatrie, nous devons héberger une gamine. L'infirmière est débordée, elle n'a pas le temps de lui faire une gazométrie...

Elle montre une porte dorée :

– Peux-tu la ponctionner avant ?

Je hoche la tête. Comment pourrais-je refuser ? C'est mon métier.

Melle Or, quatorze ans. Elle est myopathe : sous son visage d'ange blond, elle a un corps de nouveau-né. Mme Or, sa mère, est assise à côté. Pour être à l'aise, je lui demande de me laisser son siège le temps du prélèvement.

– Je voudrais bien, mais, moi aussi, je suis malade.

Aïe ! Quel idiot ! Le fauteuil roulant plié dans le coin est celui de la mère, non de la fille. Je m'excuse poliment, lui dis de rester assise, que je prendrai une chaise dans une autre chambre. Mme Or, catégorique :

– Pas question, je resterai debout pendant que vous piquez ma fille.

Péniblement, elle se hisse à la force des bras et se tient, toute tremblante, au lit de son enfant. Je procède à la gazométrie avec d'infinies précautions : je ne tiens pas la main d'une jeune malade, mais de l'or pur. Ce matin, cet enfant est un métal précieux qui roule entre mes doigts.

La mère sourit à sa gamine.

L'une a mal aux jambes, l'autre au poignet.

S'installe une forme de connivence à laquelle je suis étranger. Cette femme souffre en même temps que sa fille. Impression fugace de ponctionner madame et non mademoiselle. Je retire l'aiguille, rends la chaise, la fille est soulagée, la mère se rassoit en poussant un soupir. Je ne sais pas à quoi je viens d'assister, mais c'était étrange.

Et beau.

9 heures, 13 minutes, en haut, chambre 7.

En attrapant la poignée, la barre horizontale du « 7 » tombe sur le sol : la chambre 7 se transforme en chambre 1. Une chambre 1 de travers.

J'entre et, sans m'appesantir sur les bips lents du moniteur, brise le silence :

– Hier, Blanche m'a dit : « Il se passe de belles choses dans la chambre à côté, entre cet homme et cette femme. »

L'homme s'appelle Geb.

Son épouse, Nout.

M. Geb a une maladie. Glasgow 6 : sa conscience a disparu très loin, sur une route désertique où nul ne saurait le suivre. L'équipe et sa femme en prennent soin comme d'un nouveau-né endormi : on le lave, on le masse, on le change, on lui parle, on lui raconte des histoires.

Il ne réagit à rien.

Il est une étoile de mer en train de rêver, branchée à des tuyaux compliqués. Sa tension artérielle, son pouls, la fréquence respiratoire : tout est stable, tout est contrôlé par les machines. Il n'a plus d'emprise sur ce monde et se laisse porter par le courant.

Nout est là. Elle met des couleurs dans la pièce, pose de l'amour sur le beige insensible des murs. Des souvenirs d'enfance, des photos, des fleurs, beaucoup de musique.

Ses morceaux préférés. Tout est bon pour lutter contre le courant et garder cet homme auprès d'elle. C'est un conte sans grenouille princière, ni magie, mais avec une femme amoureuse d'un homme changé en étoile de mer.

Blanche m'a fait part de sa surprise :

« J'étais en train de régler le pousse-seringue, quand Nout s'est levée pour partir. Elle s'est couchée sur lui, l'a embrassé sur le front. Le rythme cardiaque de M. Geb a pris 40 points d'un coup. Il est passé de 60 à 100 en quelques secondes. Après son départ, il est redescendu à 60. Tu l'expliques comment ? C'est impossible… »

Je me tourne vers la femme-oiseau-de-feu, hésite à la tutoyer et finalement :

— Il faut que vous sachiez ce qui se passe dans cette chambre : la grande histoire de M. Geb et de Nout, son épouse. Il faut que le monde entier sache ce qui est arrivé quand elle s'est penchée pour l'embrasser…

Je pose une main légère sur son sternum. Sa poitrine, monte et descend. Elle m'évoque l'âtre d'une cheminée. Il y a des brandons. Ils pâlissent. Il y a des braises. Elles refroidissent. Mes contes sont un soufflet de forge. À chaque récit, je gonfle le petit ballon de ses poumons.

9 heures 24 minutes, en haut.

La femme-oiseau-de-feu inspire.

Mon carnet sur les genoux, je lui peins l'hôpital une dernière fois. Je pose du jaune sur le mouvement des vestes blanches volant dans les couloirs. Elles bruissent, courent, se froissent. Les blouses sont des machines à fabriquer du vent. Je lui chuchote l'histoire de Chef Pocahontas, celle qu'elle appelle sa « Grande Évidence »…

Il y a vingt-trois ans, mon infaillible chef a soigné un enfant autiste. La fragilité du patient, une série de petites erreurs imprévisibles, le jeune patient est mort.

Chef Pocahontas n'a jamais oublié. Elle a sauvé beaucoup de vies, mais pour celle-ci, elle s'est répété, longtemps : « Si j'avais fait ceci… Si j'avais fait comme cela… »

Si…

Il y a quatre ans, sa culpabilité s'est envolée. Sa fille est née.

Elle est « magnifique », m'a-t-elle confié. « Malgré sa maladie, elle est très empathique. Toujours à prendre soin des autres, même quand ils n'acceptent pas sa différence. »

Sa différence… L'autisme.

Chef Pocahontas n'y a vu ni punition divine, ni rédemption, mais cette réconciliation que les Hommes connaissent depuis la nuit des temps et appellent une « évidence ».

Elle se remémore parfois le petit garçon de quatre ans, avec apaisement, sans reproche.

Elle a sa fille, son évidence.

La plus ancienne de toutes.

Celle de la mère et de l'enfant.

Je relis mon carnet, saute d'une anecdote à une autre. Les idées défilent trop vite. Je devrais ralentir, mais, ralentir, c'est voir le paysage, et dans le mien est allongée une patiente qui se meurt. Autant ne pas freiner. Alors je lui livre tout, même le secret de Blanche :

– C'était il y a quatre ans, j'étais externe. J'assurais une garde de nuit avec une nouvelle étudiante inconnue au bataillon. Pendant douze heures, j'ai observé sa manière de faire, épaté par sa douceur, son savoir-faire.

Elle examinait les gens, posait ses mains avec dextérité, savait quoi regarder, où chercher, toujours avec d'infinies précautions.

Elle traitait les patients tel un collectionneur ses porcelaines.

On échangea deux-trois mots.

Je lui ai demandé son prénom :

– Je m'appelle Blanche.

Elle avait un petit accent charmant... J'ai pensé :
« Italienne ? Roumaine ? Espagnole ? »

Les stages internationaux ont du bon : des milliers
d'enfants sont nés grâce à eux. Loin de moi l'idée de
vouloir un bébé, mais j'essaierai deux ou trois fois
avec elle sans me faire prier.

Au petit matin, Blanche a dit :

– J'ai apprécié travailler avec toi, mais tu parles
trop vite pour que je comprenne.

– De quel pays viens-tu ?

– Je suis française.

Je me suis senti stupide :

« Pourtant, tu as ce petit accent... »

Elle a souri (ironie ? fierté incommensurable ?) et
m'a offert trois mots :

– Je suis sourde.

Elle a soulevé ses cheveux noirs, montré son appareil, avant d'ajouter :

– Et tu parles beaucoup trop vite pour que je lise
sur tes lèvres correctement.

Avec les mots, on effacerait tout. Six jours plus
tôt, je grimpe la côte de l'hôpital. Anabelle me
raconte comment sa route a croisé celle d'un autostoppeur fou. J'écris : « Anabelle est heureuse », et
Anabelle devient heureuse. Avec les mots, on défait
tout, puis on recommence. On gagne du temps. On
le fige. Inlassablement, je grimperais cette côte et
Anabelle raconterait la même histoire. Là-haut, au

cinquième étage, la patiente continuerait de gonfler ses poumons. Ils deviendraient un instrument à vent et chanteraient perpétuellement une seule et immense inspiration.

9 heures 32 minutes, en haut.

La mort vole. Elle vole et, contre elle, je ne peux pas lutter...

J'arrange le coussin sous la tête de la femme-oiseau-de-feu, pose la photographie de son fils sur sa poitrine, cale sa main froide dessus.

Je me casse en deux, pour être au plus près de l'étincelle en train de s'éteindre. Je lui parle de mes doutes, de mes révoltes.

La tête de Fabienne passe le coin de la porte, puis disparaît. Il y a sept jours, l'aide-soignante m'a dit qu'elle connaissait le teint gris de la patiente de la chambre 7.

9 heures 37 minutes.

J'entends des gens rire dans le couloir. Comment peuvent-ils rire ? Derrière les rideaux, les nuages s'écartent.

J'arrache mon regard de la fenêtre, le pose sur la machine en train de sonner, puis vers la femme-oiseau-de-feu. Je caresse sa joue, agrippe sa main, lui promets à voix haute et sans bégayer :

— Tout ira bien. On y arrivera, n'aie pas peur.

Je fais abstraction des bip alarmants du moniteur. Sa tension artérielle est dangereusement basse.

– Sais-tu ce que Fabienne a vu dans le service d'hématologie ? Là-bas, il y a un militaire, un lieutenant. Il s'appelle David M., il est hospitalisé pour une leucémie à seulement quarante-cinq ans.

Ses camarades, tous des soldats, lui rendent visite une fois par semaine.

Le lieutenant Jonathan L. vient tous les jours.

L. et M. ont fait la guerre dans un pays exotique. Fabienne ne se souvient plus du nom. Peu importe : c'était loin, il faisait chaud, c'était la guerre. Ils se sont rencontrés là-bas, il y a vingt-cinq ans, ils intégraient l'armée. Le lieutenant M. a sauvé la vie du lieutenant L. Là aussi, Fabienne ne se souvient plus : il y a des milliers de façons de sauver la vie de quelqu'un pendant un conflit.

L. vient donc tous les jours : « Pensez-vous qu'il y a encore une chance ? »

Ou : « N'y a-t-il pas des traitements expérimentaux à essayer ? »

Ou : « Pourriez-vous lui apporter une couverture supplémentaire, s'il vous plaît ? »

Le lieutenant L. monte la garde et veille.

Garder. Veiller.

Un jour, Fabienne commet l'erreur d'entrer sans frapper. Le Lieutenant M. et L. se tiennent la main. Les doigts de M. et L. emmêlés se démêlent. Emmêler. Démêler. Garder. Veiller. Aimer. Fabienne ressort. Il y a la guerre et ceux qui la font. Et puis il y a de l'amour. Parfois inattendu. Parfois interdit. Mais de l'amour en toute chose.

Je répéterais des verbes à l'infini que son état ne changerait pas. Il est tôt, mais le soleil tape déjà très fort. Sa peau de plomb se teinte d'une fine pellicule d'or. Une image : la proue d'un navire.

Elle s'absente. Elle a les mains très blanches et le sang très rouge, presque violet.

Est-ce ainsi que les Hommes meurent ? Les extrémités gèlent, le souffle s'oublie ?

Une inspiration ! Elle a inspiré ! Une seconde, elle est encore là – puisqu'elle inspire !

9 heures 42 minutes 7 secondes.

Je continue de chanter inlassablement.

Sous-sol de l'hôpital :

Il y a Mme Epoptéia, assise devant la morgue, attendant que la porte s'ouvre. Son fils voulait un scooter pour ses seize ans. Elle a dit oui.

Rez-de-chaussée :

Il y a Chef Viking. Il allait rentrer chez lui, mais, pris d'une impulsion subite, il s'est caché dans la remise, au milieu des balais et des linges. Lui, à seize ans, il espérait devenir vétérinaire, habiter dans une roulotte jaune et fabriquer des boomerangs verts.

Premier étage :

Il y a M. Cerf : accident de la route il y a six mois. Son corps avait été projeté si fort, si loin… Le chirurgien disait qu'il ne remarcherait jamais. Aujourd'hui, il a réussi à faire un pas.

Deuxième étage :

Il y a Galactus. Elle refuse de se lever et de marcher. Son cœur est gigantesque. On lui explique comment modifier son hygiène alimentaire. Elle ne comprend pas à quoi cela sert de manger des aliments qui ne font pas grossir.

Troisième étage :

Il y a le jeune M. Heptaméron. Voilà trois ans qu'il dort avec un bipeur. Il attendait un donneur d'organe pour son cœur trop petit. Cette nuit, le boîtier a sonné. Haut et clair. Il a treize ans. Il attend que la vie commence.

Quatrième étage :

Il y a la vieille Mme Hermès, dont la vie se termine. Elle se lave le visage trois fois le matin, trois fois le midi, trois fois le soir, pour gommer ses rides. Elle est convaincue qu'il y a de l'or dessous.

Cinquième étage :

— Attends ! J'en ai encore une à te dire !

Elle écoute ma voix. Dans l'urgence, je pioche les mots qui me passent par la tête. Je sors n'importe quoi :

— Connais-tu la dernière histoire ? C'est la meilleure ! Elle raconte que nous sommes tous reliés, que rien ne part jamais, qu'il ne faut pas avoir peur. Je la terminerai bientôt, tu ne partiras pas avant la fin !

Je feuillette les pages les unes après les autres. Elles ont toutes été lues. Je secoue le carnet, le presse comme une orange pour en sortir quelque chose, même une fable pour enfant. Je cherche : il n'y a plus de contes. Je passe ma main sur son front, je chuchote, je mens :

— J'en ai encore plein !

Je sors mon téléphone, appuie sur lecture :

— Entends-tu ? C'est ta musique, celle de la route des vacances, avec Thomas.

« *Sara perche ti amo* », résonne dans la chambre.

— L'autre matin, quand je t'ai demandé ta définition du bonheur, tu as dit : « Il me suffit d'un camping-car vert, l'été par la fenêtre, mon petit garçon à côté. Il veut savoir si la mer sera bientôt en vue. Tu ajoutes une chanson en italien. Pour moi, c'est ça le bonheur : presque une odeur de sable mouillé. » Aujourd'hui, je te réponds que c'est bien, parce que c'est exactement comme ça que se poursuit ton histoire : ton fils est avec toi, vous marchez sur une plage. Il y a des nuages, mais la brise les chasse vite. Depuis que le monde est monde, la neige fond, les volcans s'apaisent, les routes se libèrent. Les familles séparées se retrouvent. Elles cheminent le long d'une grève, les vagues lèchent leurs pieds.

Et c'est comme si l'hiver et les volcans n'avaient jamais existé.

9 heures 45 minutes 7 secondes.

EN HAUT :
Il y a l'hôpital…
Inspiration.
Il y a du vent…
Expiration.
Il y a moi…
Inspiration.
La femme couchée sourit. Un dernier souffle doré.
Une expiration profonde.
Il y a la mort.

La mère en bas ferme ses yeux, moi, en haut, je retire le masque en plomb et, comme tous les fils des Hommes avant moi, je la serre dans mes bras. Je lui conte encore et encore ce que soigner veut dire, afin de ne jamais finir le chant des âges.

La chanson, toujours recommencée, des enfants debout soignant leurs frères pour les relever et les garder au monde.

9 heures 45 minutes 7 secondes.

EN BAS :

Il y a Blanche, l'interne à qui il n'arrive jamais rien.

Et il y a Mme Mathō Bâ, vingt-sept ans, qui atterrit de loin, enceinte de son troisième enfant.

La maternité est petite, les chambres sont toutes occupées et les contractions de la patiente débutent à peine. Elle ira donc aux Urgences en attendant qu'une place se libère.

Blanche l'avertit :

— Vous avez encore le temps, mais surtout sonnez s'il y a le moindre problème.

— Bien sûr.

Une heure s'écoule. Par la porte entrouverte, elle fait signe à Blanche :

— Auriez-vous une paire de ciseaux, s'il vous plaît ?

Elle tient son bébé dans les bras. Tout est tranquille, on croirait que l'enfant est né pendant le sommeil de sa mère.

— C'est pour le cordon, dit Mme Bâ.

— Pourquoi n'avez-vous pas appelé ? s'affole Blanche.

— Vous m'avez dit d'appeler s'il y avait le moindre problème. Il n'y a pas eu de problème.

Peut-être que Mme Bâ a raison : il n'y a jamais de problèmes avec la vie.

Elle va.

Pour faire des miracles d'une seule chose.

Elle va.

Remerciements

Alors voilà, je dédie ce livre à la mémoire de ma co-interne Amélie, douce et infaillible Amélie que la mort blanche a prise un soir de janvier dans son lit. Nous étions tous à l'internat ce soir-là. Nous t'avons attendue toute la nuit. La plus longue de nos vies.

Elle a été « noire et blanche ».

Tu n'es pas morte, tes co-internes te continuent.

Vraiment.

À ma mère, qui va très bien. Elle m'a appris ce qu'aimer veut dire.

À mon père, qui m'a enseigné que rêver était un premier pas vers le bonheur.

Vous avez été là, tous les deux, durant l'Hiver terrible, quand le corps m'a trahi, quand les miroirs se sont couverts de draps. Vous avez été là, malgré la neige...

« Qui aurait cru, hein, mes amours ? Qui aurait cru ? »

Sans eux, sans leur amour inconditionnel... Ils m'ont forcé à continuer ce qu'ils avaient commencé il y a vingt-huit ans...

Aujourd'hui, je leur dis un seul mot : Merci.

À mes sœurs : la chocolat blanc et la chocolat noir. La première m'a appris à faire du vélo, la deuxième à se moquer du regard des autres.

Je fais ces deux choses admirablement bien.

À Nico, Alexis et China : un frère comme un autre, un neveu et une nièce adorables. Au prochain qui arrive : bienvenue...

Je vous parlerai d'Émilie et de Claudie, de leurs regards lumineux sur les choses de la vie et des livres.

Et, bien sûr, Véronique et Aline, mes acolytes de la BNF.

À mes grands-pères, connus peu de temps et blessés par la vie. Ils ont appris à lire à la guerre...

Mes grands-mères... Grandes dames, grands cœurs, grands conseils ! « Un porto et au lit ! »

À ma famille, tous. Et les Draper-Townsend, loin, là-bas, dans mon Connecticut : *miss you and see you on Cape May next year* ! Et à tous leurs fantômes du 11-Septembre.

Mes Goonies : Marine (tomber trois fois, se relever toujours), Solveig (tu verras, on y arrivera) et Sébastien (restau, clope, ciné, nanar, sinon c'est pas rigolo) : vous êtes mon jardin secret. Je vous aime infiniment. Vous savez pourquoi...

Le Club des 5 : Olivier, alias Poupoune, et Nicolas, alias Dédé, compagnons des bancs de la fac. À Will et Mathias. Je vous lisais les manuscrits dormant dans mes tiroirs. Vous aimiez, sans aucune objectivité : nous sommes tous les cinq comme les doigts d'une grande main, celle qui roule le tabac sur un balcon en refaisant le monde... Parmi les moments les plus heureux de ma vie.

À TOUT le personnel du centre hospitalier de Auch, ce livre est pour vous, pour vous rendre hommage, aides- soignants, médecins, brancardiers, infirmiers et ambulanciers : Laurent, Isabelle, Fabrice, Sébastien & Sébastien, Jean-Maurice, Gigi, Renaud, Corinne, Monique, Marielle, Mélanie, Pierre, Suzanne, Guilhem, Naïs, Brigitte, Sylvie, Jocelyne, Josiane, Fabienne, etc. Je crois que vous me manquerez, où que j'aille, qui que je soigne, je vous emporte avec moi. Continuez de garder le monde : « Bien faire et se tenir en joie », comme dirait Baruch.

Aux internes, patients, infirmiers, médecins, aides-soignants qui me racontent leurs histoires, avec une pensée spéciale pour :

Léa, Isabeau, Laurence, Jonhatan, Marie, Lydia, Marion, Arnaud, Stéphanie, Tristan, Benjamin, etc.

À mes co-externes de la faculté de Rangueil : Yooye (tu sais pourquoi) Flore, Yasmine, Djaouad, Léonard, Amélie, Claire, Elsa, Marion P., Sonia, Geneviève, Pauline, Aïda, Lucie, François, Antoine, Mathieu, Aurélie, Bastien… Toutes ces années à vos côtés furent un vrai bonheur.

À la faculté de médecine de Toulouse et au Professeur Oustric, pour sa disponibilité.

À Mme Sandrine Blanchard, grande journaliste au *Monde*, grâce à qui je peux témoigner que, oui, dans la vie, il y a toujours des retournements lumineux et solaires.

Merci madame. Du fond du cœur.

À Alexandrine Duhin, éditrice chez Fayard. Pour sa confiance et la passion que tu mets à faire ce métier. Tu m'as accompagné. Merci !

À Sophie de Closets (et le bébé, né le même jour que moi !), big boss, pour avoir cru Alexandrine et à Olivier Nora, big big big boss, pour avoir cru Sophie qui a cru Alexandrine.

À Blandine Philippon, journaliste à *Sud-Ouest*, qui a su avant tout le monde ce que l'avenir me réservait.

À O., immense danseur des jours impairs, le Grand Opéra de Rome n'attend que toi. Je reviendrai danser au pied du Colisée.

À C., immense rebelle des jours pairs, la plus palestinienne des Israéliennes, qui s'est attelée à une réconciliation bien plus difficile que la mienne.

Je voudrais dire à tous les jours pairs et impairs qui m'attendent : j'arrive.

À Marie-Claude, figure maternelle de l'internat, qui nettoie nos bêtises, Claire Dechy, Chef-gentille-fée-bleue, dont les yeux sont verts, pour sa relecture médicale attentive et très subjective. La seule personne que j'ai entendue dire un jour à Frottis : « Tu as l'air heureuse, alors ça me rend heureuse. »

Aux lecteurs de mon blog (((((parenthèses entre parenthèses : j'espère avoir rempli le cahier des charges avec ce livre. Vous m'avez remis debout. Littéralement…)))).

www.alorsvoila.com

Bises particulières à Panthère Spirit, Sarah (qui m'empêche de faire trop de fautes d'orthographe).

À Ktyzeb, Hervé, Cilou, Cmoi, Grand33. Les premiers, qui sont devenu des amis. Je compte sur vous pour être mon piège à loup !

À Benjamin Isidore Juveneton, parce que je veux qu'il soit dans mon livre avant qu'il ne devienne une immense star. Allez voir son site, cet artiste a du génie !
http://adieu-et-a-demain.fr/

À Dominique S. pour sa relecture intransigeante. Merci Domi !

À ceux qui sont couchés et à ceux qui les relèvent.

À la poésie, au vent, à la pierre, aux étangs calmes et verts :

« Ce qui est précieux, Jamais ne se touche, Jamais ne se sent, Ni se goûte,
Ce qui est précieux, Se frôle avec stupeur, Mais ne se retient pas.
Ce qui est précieux est fragile, Comme poussières dans un rayon, Souffle dessus, tout s'écroulera,
Ce qui est précieux éclot, Croît, passe et se fane, Comme la peau… »
B. Scott, *Les Jardins mécaniques.*
http://lesjardinsmecaniques.wordpress.com/

TABLE DES MATIÈRES

Photocomposition Nord Compo
Villeneuve-d'Ascq

Fayard s'engage pour
l'environnement en réduisant
l'empreinte carbone de ses livres.
Celle de cet exemplaire est de :
1,300 kg éq. CO_2
Rendez-vous sur
www.fayard-durable.fr

PAPIER À BASE DE
FIBRES CERTIFIÉES

Achevé d'imprimer en Italie par Grafica Veneta
36-4390-5/16 -Dépôt légal: janvier 2015